La rivoluzione dei Grilli:

Nutrire il futuro con la Farina di Grilli

Monkey co.

Melegari Lorenzo, Baraldi Matteo

La Rivoluzione dei Grilli

Titolo originale:

La Rivoluzione dei Grilli

Copyright © 2023 Monkey co.

Autori/Fondatori: Baraldi Matteo, Melegari Lorenzo

Casa Editrice: Pubblicazione indipendente

Design copertina: Baraldi Matteo, Melegari Lorenzo

Realizzazione grafica: Baraldi Matteo, Melegari Lorenzo

Foto Autore: Baraldi Matteo, Melegari Lorenzo

ISBN: 9798850773885

La Rivoluzione dei Grilli

CONTENUTI

1
INTRODUZIONE

Mentre le lancette dell'orologio globale avanzano incessantemente, l'umanità si trova ad affrontare una serie di sfide complesse. Tra queste, la sicurezza alimentare e la sostenibilità del nostro sistema alimentare sono tra le più pressanti. Con una popolazione mondiale in costante crescita (prospetti indicano una popolazione di circa 9,7 miliardi entro il 2050, report ONU 11 Luglio 2022), la richiesta di cibo è destinata a aumentare in modo esponenziale perciò ci troviamo di fronte a una questione cruciale: come possiamo nutrire tutti in modo sostenibile?

Il nostro attuale sistema alimentare, con la sua dipendenza dal bestiame e dalla pesca, non è più praticabile a lungo termine.

Ci troviamo, quindi, a un bivio: dobbiamo cercare nuove fonti di cibo che siano nutrienti, sostenibili e che possano essere prodotte su scala globale. Per questo motivo numerosi studiosi e scienziati hanno concentrato i propri sforzi nella ricerca e sperimentazione.

Tra il grande numero di risultati una di queste ha risaltato più di altre, questa fonte è la <u>farina di grilli</u>.

Nel libro che state leggendo, ci accingeremo ad esplorare il potenziale di questa fonte di cibo insolita ma promettente, analizzando non solo i suoi benefici, ma anche le sue sfide. Questo viaggio ci porterà dai campi di allevamento di grilli alle nostre tavole, dove la farina di grilli può trasformarsi in piatti deliziosi e nutrienti.

Però, lasciatevi dire, non si tratta di un percorso lineare o privo di ostacoli. Il mondo degli insetti come fonte di cibo è complesso e sfaccettato. Nonostante la farina di grilli presenti notevoli vantaggi in termini di sostenibilità e nutrizione, è essenziale riconoscere che esistono anche barriere culturali, sfide logistiche e problemi etici che accompagnano la sua adozione.

Nel corso di questo libro, vi accompagneremo in un viaggio di scoperta, analizzando il consumo di insetti attraverso le culture e la storia, esaminando i dettagli del valore nutrizionale della farina di grilli, soppesandone il suo impatto ambientale e il suo ruolo nel panorama culinario futuro.

Questo libro è per tutti coloro che sono interessati a una visione olistica della questione alimentare, che non si limiti a presentare un lato della medaglia, ma che vuole offrire una panoramica equilibrata.

È per chi è curioso di scoprire nuovi ingredienti e nuovi sapori, ma vuole anche comprendere il contesto più ampio.

È per chi è disposto a mettere in discussione le proprie pre-concezioni e ad aprirsi a nuove prospettive.

Prima di iniziare, quindi, vi invito a tenere la mente aperta. Il cibo, dopo tutto, non è solo una questione di nutrizione. È un riflesso dei nostri valori, delle nostre culture, e della nostra visione del mondo.

In un'epoca di cambiamenti globali, è più importante che mai essere disposti a esplorare nuovi orizzonti.

Così, con un occhio alla storia e uno al futuro, sul confine tra la scienza e la cucina, vi diamo il benvenuto a questo affascinante viaggio attraverso il mondo della farina di grilli. Un viaggio che, speriamo, sia in grado di offrirvi non solo conoscenze e intuizioni, ma anche il coraggio di guardare al futuro del cibo con un nuovo senso di possibilità.

Benvenuti alla rivoluzione dei grilli.

2
INSETTI:
UNA FONTE DI CIBO NON CONVENZIONALE

In una cultura dominata dal consumo di carne, l'idea di consumare insetti può suscitare reazioni di disgusto o estraneità, è naturale; In realtà, in molti paesi del mondo, gli insetti sono una parte normale e preziosa della dieta umana. L'Organizzazione per l'Alimentazione e l'Agricoltura delle Nazioni Unite stima che almeno 2 miliardi di persone nel mondo mangiano regolarmente insetti.

La pratica, nota come **entomofagia**, è comune in Africa, Asia e America Latina, con oltre 1900 specie di insetti commestibili registrate (tra cui: coleotteri, grilli, locuste e scorpioni).

L'uso degli insetti come fonte di cibo ha una lunga storia, risalente a migliaia di anni fa. L'archeologia ha rivelato che i nostri antenati preistorici si nutrivano di insetti, e le prime civiltà agricole li utilizzavano anche come un'importante fonte di proteine. Alcune delle prime menzioni scritte dell'entomofagia risalgono ai tempi dell'Antico Egitto e della

Grecia Antica.

Nell'Antico Egitto le locuste erano ampiamente consumate, specialmente durante gli episodi di carestia. Inoltre, alcuni ricercatori hanno scoperto che le larve di alcuni insetti, come i coleotteri, potrebbero essere state raccolte e consumate.

Per quanto riguarda la Grecia Antica, Aristotele nel suo "Historia Animalium" descrisse come le cicale fossero consumate, sia nelle loro fasi di sviluppo giovanile (ninfe) che come insetti adulti. In particolare, le cicale femmine erano considerate una prelibatezza, soprattutto prima della deposizione delle uova. Erodoto, un altro famoso storico greco, raccontò anche di come i popoli che vivevano nei territori dell'attuale Iran e Iraq raccogliessero e mangiassero locuste.

Ma perché i grilli? Come vedremo in maniera più dettagliata nei prossimi capitoli, questi sono stati selezionati per una serie di motivi. In primo luogo, i grilli sono ricchi di proteine, vitamine e minerali essenziali. Sono una fonte di cibo nutriente e sostenibile. In secondo luogo, i grilli sono facili da allevare e richiedono meno risorse rispetto agli animali da allevamento tradizionali. Infine, i grilli hanno un impatto ambientale molto inferiore rispetto ad altre fonti di proteine animali.

La farina di grilli, quindi, grazie a tutte queste caratteristiche, emerge come un **superalimento**, un prodotto alimentare che non solo fornisce nutrienti vitali ma che può essere prodotto in modo sostenibile. È un prodotto che risponde a molte delle sfide che il nostro sistema alimentare globale sta attualmente affrontando, compresi i problemi di sicurezza alimentare, la degradazione ambientale e l'insostenibilità dell'allevamento animale intensivo.

Sopratutto, in quanto quest'ultimo, in particolare, porta a notevoli difficoltà come: emissione di gas serra, notevoli consumi di acqua, perdita della biodiversità e inquinamento.

Nonostante ciò, l'adozione della farina di grilli nelle diete occidentali è lenta. Ciò è dovuto in gran parte a barriere culturali e psicologiche. Molte persone semplicemente non riescono a superare l'idea di mangiare insetti. Tuttavia, con l'aumento della consapevolezza sulla sicurezza alimentare e l'ambiente, sempre più persone stanno cercando alternative alimentari sostenibili. E la farina di grilli sta emergendo come una scelta popolare.

Basandoci su questi concetti, esploreremo in profondità la farina di grilli, analizzando il suo valore nutrizionale, la sua produzione, il suo impatto ambientale, e come può essere incorporata nella dieta quotidiana. Esamineremo anche le sfide e le opportunità che presenta per l'industria alimentare globale e per il futuro della sicurezza alimentare.

3
STORIA DEL CONSUMO DI INSETTI

In questo capitolo, viaggeremo indietro nel tempo, oltrepassando le porte della storia per esplorare le origini di una pratica antica ma sorprendentemente rilevante per il nostro presente e futuro: **il consumo di insetti**.

Prima di scartare questo concetto come bizzarro o inverosimile, vi invitiamo a tenere una mente aperta.

Vi sorprenderà scoprire, come anticipato nel precedente capitolo, quanto il consumo di insetti sia in realtà parte integrante della storia culinaria dell'umanità.

Facendo un salto indietro fino al Paleolitico è possibile notare come l'uomo abbia fatto uso di per il proprio sostentamento. La testimonianza di questi antichi pasti ci arriva sotto forma di residui di insetti nelle **coproliti**, i fossili di feci umane antiche *(Il termine deriva dal greco antico "kopros", che significa "sterco", e "lithos", che significa "pietra")*. Questi reperti offrono una prova inconfutabile che gli insetti sono stati parte della dieta umana per migliaia di anni.

Le testimonianze storiche sottolineano ulteriormente questo

punto. I testi dell'antico Egitto, ad esempio, parlano del consumo di scarabei. I romani invece erano conosciuti per gustare larve di coleotteri farcite, considerandole una prelibatezza.

Ancora oggi in molte culture indigene, gli insetti continuano a essere un pilastro della dieta, dal Messico, dove i chapulines (cavallette) sono un popolare street food, all'Africa, dove i termiti e i bruchi mopane sono raccolti, cucinati e mangiati con gusto.

Ma come siamo passati dal consumare insetti con naturalezza alla repulsione di gran parte del mondo occidentale per la pratica?

Mentre ci addentriamo più profondamente in questo viaggio storico, scopriremo non solo le radici antiche di questa pratica, ma anche come è rimasta viva in varie parti del mondo, e come sta iniziando a riaffiorare nel moderno discorso sulla sostenibilità e la nutrizione.

Torniamo ora indietro nel tempo, addentrandoci nel cuore dell'antica dieta umana e per scoprire come gli insetti erano considerati non solo una fonte di cibo, ma anche una prelibatezza; Infatti l'uso degli insetti nel cibo non si limitava a essere un'opzione di sussistenza, ma era effettivamente integrato nelle ricette e nei rituali culinari.

> Nell'**antico Egitto**, per esempio, scarabei e locuste erano ampiamente consumati, come abbiamo descritto poco fa. Gli scarabei, in particolare, erano considerati sacri e spesso rappresentati nell'arte e nella religione egizia. Questi insetti erano raccolti, essiccati al sole e poi macinati in una polvere che veniva utilizzata per preparare pane e altre pietanze.

I **Romani**, invece, noti per i loro gusti culinari raffinati e spesso stravaganti, apprezzavano le larve di coleotteri. Questi insetti venivano allevati in speciali vivai e poi farciti con una miscela di farina e miele per essere poi cucinati. Erano considerati una prelibatezza e venivano serviti durante banchetti e festività.

Nella **mitologia greca**, gli insetti hanno avuto un ruolo di rilievo. Si racconta che Zeus si fosse nutrito di miele e locuste durante la suo infanzia, nascosto in una grotta sul Monte Ida. Nella realtà, gli antichi greci consideravano le cavallette un alimento di sopravvivenza in tempi di carestia, ma non erano certo estranei alla loro dieta.

Spostandoci invece in tempi più recenti, le culture indigene di tutto il mondo, da quelle dell'America Centrale e del Sud all'Africa e all'Asia, hanno mantenuto viva la pratica del consumo di insetti fino ad oggi. In Messico, ad esempio, le cavallette, sono una prelibatezza popolare, spesso serviti fritti e conditi con aglio, lime e sale. In molte parti dell'Africa, come già detto, i termiti e i bruchi mopane sono un componente importante della dieta locale.

Ognuna di queste popolazioni offre un fascinante esempio di come gli insetti siano stati utilizzati non solo come fonte di nutrimento, ma anche come elemento integrante della cultura e dell'identità culinaria.

Questi esempi ci aiutano a comprendere come il consumo di insetti, lontano dall'essere un'idea nuova o strana, è in realtà una pratica antica e diffusa, con radici profonde nella storia dell'umanità.

Se le pratiche culinarie delle antiche civiltà ci dimostrano l'importanza storica degli insetti nella dieta umana, perché oggi in molte culture, in particolare quelle occidentali, l'idea del consumo di insetti provoca una reazione di disgusto o repulsione?

Per rispondere a questa domanda, c'è il bisogno di addentrarsi nel delicato e complesso tema dell'**entomofobia**, o paura degli insetti.

Nel contesto moderno, la maggior parte delle società occidentali tende a classificare gli insetti come parassiti o portatori di malattie. Questa percezione negativa è probabilmente un prodotto della rivoluzione industriale, quando le grandi città divennero terreno fertile per epidemie trasmesse anche da insetti, come la peste e il tifo.

Inoltre, l'avvento dell'agricoltura su larga scala e l'industrializzazione dell'allevamento di animali hanno allontanato le persone dall'idea del consumo di insetti.

Naturalmente questo atteggiamento di avversione oggi è in netto contrasto con molte società non occidentali, dove gli insetti continuano a essere consumati abitualmente. Per esempio, in alcune parti dell'Asia, dell'Africa e dell'America Latina, il consumo di insetti è ancora comune non solo fra le popolazioni indigene ma anche in ambienti cittadini. Sia che si tratti di larve di formica in Colombia, di cavallette in Thailandia o di termiti in Kenya.

Come però stiamo vedendo oggi, mentre la pratica del consumo di insetti è diminuita in modo sistematico in molte parti del mondo, recentemente stiamo assistendo a una rinnovata attenzione verso la loro potenziale funzione alimentare.

Gli insetti sono infatti considerati una fonte di cibo sostenibile e nutriente che può aiutare ad affrontare la crescente domanda di cibo dovuta all'aumento della popolazione globale.

Tuttavia, per fare in modo che gli insetti vengano accettati come fonte di cibo in tutto il mondo è necessario affrontare l'entomofobia esistente.

Come poi vedremo in maniera più approfondita nei capitoli successivi, il primo passo da fare è quindi <u>riconoscere come la nostra avversione per gli insetti è un fenomeno culturale, non una reazione universale</u>. Dobbiamo perciò lavorare per cambiare le percezioni, diffondere la conoscenza e superare i pregiudizi.

Osservando da dove veniamo, possiamo avere una visione più chiara di dove potremmo andare, e come gli insetti potrebbero tornare a far parte delle nostre diete future.

La recente rinascita dell'interesse verso il consumo di insetti naturalmente è dovuta a una serie di fattori, principalmente legati a questioni di sostenibilità ambientale, sicurezza alimentare e salute. In un mondo in cui le risorse naturali sono sempre più limitate e la domanda di cibo è in costante aumento, gli insetti appaiono come una soluzione promettente e innovativa.

Prima di tutto, le crescenti preoccupazioni legate alla sostenibilità ambientale hanno spinto individui e organizzazioni a ricercare alternative più ecologiche ai modelli di consumo tradizionali. Gli insetti, con il loro basso impatto ambientale e la loro alta efficienza nella produzione, stanno diventando una soluzione sempre più popolare in questo contesto. Non solo richiedono meno risorse per essere allevati rispetto alla carne tradizionale, ma emettono anche meno gas serra e producono meno rifiuti.

In parallelo, le innovazioni nel settore culinario stanno spingendo gli insetti sulla scena gastronomica internazionale. Ristoranti rinomati e chef stellati stanno sperimentando l'uso di insetti nei loro piatti, dando vita a creazioni gastronomiche uniche e innovative.

La farina di grillo, ad esempio, viene utilizzata in un'ampia gamma di ricette, dalla panificazione alla preparazione di snack proteici, e sta rapidamente diventando un ingrediente di tendenza.

Nell'ambito della sostenibilità ambientale, gli insetti si rivelano essere una scelta ecologicamente responsabile. Richiedono infatti significativamente meno risorse, come terreno e acqua, rispetto alla produzione di carne di origine animale tradizionale. Queste caratteristiche fanno degli insetti un'alternativa sostenibile e rispettosa dell'ambiente se la confrontiamo alla produzione tradizionale di carne.

Nel campo della sicurezza alimentare, gli insetti potrebbero fornire una soluzione a una delle più grandi sfide del nostro tempo, ovvero come nutrire una popolazione globale in costante crescita. La necessità di alimentare un numero così elevato di individui porterà ad un aumento della domanda di cibo, che gli insetti potrebbero aiutare a soddisfare.

Sebbene ci siano ancora molte barriere culturali e psicologiche da superare, la crescente popolarità di prodotti come la farina di grillo indica che stiamo lentamente iniziando a riconsiderare il nostro rapporto con gli insetti e il loro ruolo nel nostro sistema alimentare.

I progressi scientifici hanno contribuito a far luce sui benefici nutrizionali degli insetti. Gli studi hanno rivelato che gli insetti sono ricchi di proteine, fibre, minerali e vitamine, rendendoli una fonte di nutrimento densa e salutare. Queste scoperte hanno rafforzato l'interesse verso il consumo di insetti, contribuendo a superare alcune delle barriere psicologiche associate alla loro ingestione.

In sintesi, l'immagine degli insetti come alimento sta cambiando radicalmente nel 21° secolo. Sostenibilità, innovazione culinaria e ricerca scientifica stanno concorrendo a ridimensionare le reticenze storiche, facendo emergere gli insetti come un'opzione alimentare sostenibile, nutriente e appetibile per il futuro.

In conclusione, l'evoluzione del consumo di insetti nel corso della storia umana rivela un quadro complesso ma affascinante. La traccia che parte dalle antiche culture, passa attraverso l'entomofobia diffusa nelle società occidentali, e giunge alla recente riscoperta degli insetti come fonte di nutrimento, dipingendo un percorso di continuo cambiamento, stimolato dalle mutevoli esigenze e percezioni della società.

Il ritorno dell'interesse per gli insetti come alimenti nel 21° secolo è un riflesso della nostra crescente consapevolezza dell'impatto ambientale delle nostre scelte alimentari, e della necessità di trovare soluzioni sostenibili e sicure per nutrire una popolazione mondiale in crescita. L'adozione di insetti come fonte di proteine non solo offre un'alternativa nutriente e a basso impatto ambientale alle fonti di proteine tradizionali, ma offre anche un'opportunità per riscoprire antiche tradizioni alimentari e sperimentare nuove direzioni nella gastronomia.

Allo stesso tempo, i progressi nella ricerca scientifica continuano a svelare i benefici nutrizionali che gli insetti possono apportare al nostro organismo sostenendo ulteriormente la loro accettazione come alimento.

Guardando al futuro, è chiaro che gli insetti avranno un ruolo sempre più importante nella nostra alimentazione. La storia del consumo di insetti è, in ultima analisi, un racconto di adattamento e innovazione, un viaggio che ci invita a riconsiderare le nostre preconcezioni alimentari e ad abbracciare nuove possibilità per un futuro più sostenibile e nutriente.

4
IL PROCESSO DI PRODUZIONE DELLA FARINA DI GRILLI

Benvenuti ora nel mondo industriale della produzione della farina di grilli. Qui, ci addentriamo nel cuore dell'allevamento di insetti, dove la magia accade e i semplici grilli si trasformano in una prelibata farina piena di nutrimento. Ma prima di tuffarci nel dettaglio del processo, è importante notare che l'allevamento di grilli è molto diverso dal tipico allevamento di animali da fattoria a cui siamo abituati. Si tratta di un processo più sostenibile, ma non privo di sfide.

L'allevamento dei grilli

Tutto inizia con l'allevamento dei grilli. A differenza di molti animali da fattoria, i grilli richiedono poco spazio per crescere. Questo li rende adatti all'allevamento in ambienti interni, dove possono essere sistemati in contenitori sovrapposti, ottimizzando lo spazio.

Siccome è necessario replicare le condizioni naturali di vita dei grilli per garantire loro una crescita sana l'ambiente viene mantenuto sempre caldo e umido così da non creare danni o morti precoci agli insetti.

I grilli vengono quindi alimentati con una varietà di cibi, tra cui verdure, frutta e cereali. Alcuni produttori sperimentano con il cibo di scarto, come gli scarti di verdura o gli scarti di birra, in un tentativo di rendere l'intero processo più sostenibile. L'alimentazione dei grilli ha un impatto significativo sulla loro crescita e sul contenuto nutrizionale della farina finale, ed è quindi un aspetto critico dell'allevamento.

Come vedremo in uno dei prossimi capitoli, ci sono numerosi studi che indagano sui migliori metodi di allevamento e alimentazione dei grilli così da rendere la produzione migliore sotto più punti di vista, tra cui il benessere degli insetti e la qualità del prodotto finale.

Raccolta e trasformazione

Dopo un periodo di circa sei settimane, i grilli raggiungono la maturità. A questo punto, vengono raccolti e messi in uno stato di ibernazione con il freddo, un metodo umano e indolore per terminare la loro vita. I grilli vengono poi lavati e asciugati, prima di essere tostati. La tostatura serve a sviluppare il sapore e a rimuovere qualsiasi umidità residua.

Una volta tostati, i grilli vengono trasformati in farina. Questo processo avviene in un macinino che riduce i grilli a una polvere fine. La farina di grilli è poi setacciata per rimuovere eventuali pezzi grossolani e garantire una consistenza uniforme.

Verifica e imballaggio

Prima di essere pronta per l'uso, la farina di grilli deve essere testata. Questi test hanno il compito di verificare la qualità del prodotto, compreso il suo contenuto nutrizionale, la presenza di contaminanti e il sapore. Infine, la farina è confezionata e pronta per essere distribuita ai negozi o direttamente ai consumatori.

In sintesi, il processo di produzione della farina di grilli è relativamente semplice e sostenibile. Tuttavia, ci sono anche sfide da affrontare, tra cui l'ottimizzazione dell'alimentazione dei grilli, l'assicurazione della qualità del prodotto e la gestione dei costi di produzione.

5
IL PROFILO NUTRIZIONALE DELLA FARINA DI GRILLI

Perché la farina di grilli sta conquistando il mondo dell'alimentazione e della nutrizione?

Perché è tanto accattivante per nutrizionisti, chef ed entusiasti del cibo?

La risposta a tutte queste domande risiede in gran parte nel suo impressionante profilo nutrizionale.

Iniziando dalle proteine, la farina di grilli è una **fonte proteica di alta qualità**, un fatto che è di fondamentale importanza considerando la nostra crescente necessità di fonti sostenibili. Le proteine sono essenziali per la nostra salute e benessere, svolgendo un ruolo chiave nella crescita e riparazione dei tessuti, nel funzionamento del sistema immunitario e in molte altre funzioni corporee.

Secondo studi recenti, la farina di grilli contiene tra il 60 e il 70% di proteine, a seconda della specifica specie di grillo e del metodo di elaborazione. Questo significa che grammo per grammo, la farina di grilli può contenere molte più proteine di altre fonti es. merluzzo, salmone, parmigiano e più del doppio delle proteine rispetto alla stessa quantità di carne di manzo, e più rispetto a molte altre fonti di proteine vegetali come i legumi.

Confronto proteine per grammo

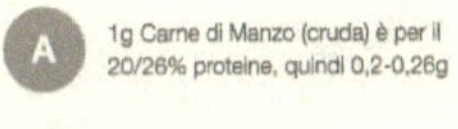

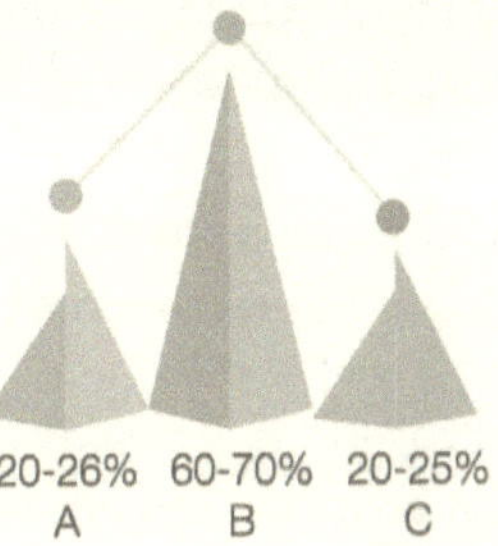

Ma non sono solo la quantità di proteine che contano, ma anche la qualità. Le proteine sono composte da unità più piccole chiamate **amminoacidi**. Nove di questi amminoacidi sono essenziali, il che significa che non possono essere prodotti dal corpo e devono essere ottenuti attraverso l'alimentazione.

La farina di grilli è una fonte completa di proteine, il che significa che contiene tutti e nove gli amminoacidi essenziali.

Questi amminoacidi - istidina, isoleucina, leucina, lisina, metionina, fenilalanina, treonina, triptofano e valina - sono cruciali per il nostro organismo.

Gli amminoacidi sono fondamentali per una serie di funzioni corporee. Ad esempio, giocano un ruolo centrale nella sintesi delle proteine, che è essenziale per la crescita e la riparazione dei tessuti. Gli amminoacidi essenziali sono anche necessari per la produzione di enzimi, ormoni e anticorpi, e sono coinvolti in molte altre funzioni, come la regolazione del sistema immunitario, il mantenimento dell'equilibrio acido-base e la promozione della salute del sistema nervoso.

La leucina, uno degli amminoacidi essenziali presenti nella farina di grilli, è particolarmente importante per la sintesi proteica e la salute muscolare. È uno dei tre amminoacidi a catena ramificata (gli altri due sono isoleucina e valina, chiamati così per via della loro struttura chimica ramificata, che contiene catene di carbonio con due o più rami), che sono fondamentali per la salute muscolare e la performance atletica.

Il triptofano, un altro amminoacido essenziale, è un precursore della serotonina, un neurotrasmettitore che regola l'umore, il sonno e l'appetito.

È importante sottolineare che gli amminoacidi essenziali non possono essere prodotti dal nostro corpo e devono essere ottenuti attraverso la dieta. Questo rende la farina di grilli, con il suo profilo completo di amminoacidi essenziali, una preziosa fonte di nutrizione.

Oltre alle proteine, la farina di grilli è anche una fonte eccellente di molti minerali essenziali per la salute umana. Tra questi, spiccano il ferro, il zinco e il magnesio.

Il **ferro** è essenziale per la produzione di globuli rossi e il trasporto dell'ossigeno nel corpo. Una carenza di ferro può portare a un tipo di anemia. Il ferro presente nei grilli è altamente biodisponibile, il che significa che può essere facilmente assorbito e utilizzato dal corpo. Per gli individui che lottano con l'assunzione di ferro, soprattutto donne in età fertile e vegetariani, la farina di grilli potrebbe essere una buona fonte di questo minerale.

Per contestualizzare, la farina di grilli ha fino al 180% di ferro in più rispetto alla stessa quantità di carne di manzo.

Lo **zinco** è un altro minerale di cui i grilli sono una buona fonte. È fondamentale per il funzionamento del sistema immunitario, la guarigione delle ferite, la sintesi delle proteine e la divisione cellulare. È anche importante per i sensi del gusto e dell'olfatto.

Il **magnesio**, è vitale per la salute delle ossa, la regolazione della pressione sanguigna, la salute del cuore e la funzione muscolare e nervosa.

Un'altra particolarità della farina di grilli è il suo contenuto di **calcio**. Mentre molti insetti sono fonti povere di calcio, i grilli fanno eccezione. Infatti, contengono quantità di calcio comparabili a quelle del latte(farina di grillo 0,075-0,15% di calcio; latte 0,12% di calcio), rendendoli una buona fonte di questo importante minerale per la salute delle ossa.

La farina di grilli è anche una fonte preziosa di **vitamine del gruppo B**, in particolare la vitamina B12, che è fondamentale per la funzione del cervello e del sistema nervoso e per la formazione del sangue. Questa vitamina è generalmente difficile da ottenere da fonti vegetali, il che rende la farina di grilli particolarmente interessante per coloro che seguono una dieta vegetariana o vegana.

La maggior parte delle fonti di vitamina B12 sono di origine animale, come carne, pesce, uova e latticini. Questo può rendere difficile per i vegani e alcuni vegetariani ottenere abbastanza vitamina B12 solo dalla loro dieta. Molti alimenti vegetali sono fortificati con vitamina B12, ma ci sono poche fonti naturali di questa vitamina a base vegetale.

Ecco dove entra in gioco la farina di grilli. I grilli sono una delle poche fonti non-tradizionali di vitamina B12 che è bio-disponibile (può essere assorbita e utilizzata dal corpo umano).

È interessante notare che i grilli non producono vitamina B12 da soli, ma la ottengono attraverso una simbiosi con batteri nel loro intestino. Questo fenomeno è simile a quello che accade in molte altre specie, inclusi gli esseri umani. I nostri corpi ospitano miliardi di batteri, molti dei quali vivono nel nostro tratto intestinale, e alcuni di questi batteri producono piccole quantità di vitamina B12. Tuttavia, negli umani, la maggior parte di questa vitamina B12 prodotta non viene assorbita, poiché viene prodotta più in basso nel tratto intestinale, oltre il punto in cui questa vitamina viene tipicamente assorbita.

Un altro importante componente nutrizionale della farina di grilli sono i **grassi**. I grilli contengono un buon equilibrio di acidi grassi monoinsaturi e polinsaturi, tra cui l'acido linoleico, un acido grasso essenziale. Hanno anche un basso contenuto di acidi grassi saturi.

Infine, la farina di grilli è una buona fonte di **fibra alimentare**, grazie alla presenza di chitina, il materiale che compone l'esoscheletro degli insetti. La fibra è fondamentale per la salute del sistema digestivo e può aiutare a prevenire molte malattie croniche.

Tutto questo a dimostrare che <u>il profilo nutrizionale della farina di grilli è straordinariamente completo</u>, rendendola un vero e proprio **superalimento**.

Le sue proteine di alta qualità, la ricchezza di vitamine e minerali, i grassi sani e la fibra la rendono un'aggiunta nutrizionale preziosa a qualsiasi dieta. Queste qualità, combinate con i suoi benefici ambientali, rendono la farina di grilli non solo un'opzione alimentare sostenibile, ma anche una fonte di nutrizione superiore.

In conclusione, mentre ci avventuriamo più a fondo nel mondo affascinante della farina di grilli, è importante enfatizzare il concetto di una **dieta equilibrata e varia**. Nonostante i benefici nutrizionali indiscutibili offerti dalla farina di grilli, <u>è fondamentale ricordare che nessun singolo alimento può fornire tutti i nutrienti che il nostro corpo necessita.</u>

La chiave per una nutrizione ottimale risiede nella varietà.

Per esempio, la farina di grilli, nonostante il suo alto contenuto proteico e la sua completa gamma di amminoacidi essenziali, è povera di alcuni nutrienti chiave come la **vitamina C** e la **vitamina A**. Pertanto, l'inclusione di una gamma di frutta e verdura fresca nella dieta rimane fondamentale.

Inoltre, nonostante la farina di grilli sia una fonte preziosa di fibre, altri alimenti come legumi, cereali integrali, frutta e verdura offrono tipi diversi di fibre, che hanno effetti benefici specifici sulla salute dell'intestino e sulla regolazione della glicemia e del colesterolo.

Ecco perché, mentre la farina di grilli può rivoluzionare il modo in cui otteniamo le proteine, essa <u>dovrebbe essere vista come parte di una dieta più ampia e varia, piuttosto che come un sostituto completo di altri gruppi di alimenti.</u>

È importante notare che questo ingrediente può facilmente arricchire una vasta gamma di piatti grazie alla sua versatilità. La sua leggera nota di nocciola si abbina bene con dolci e dessert, mentre il suo ricco profilo proteico lo rende un'ottima aggiunta a piatti a base di pasta, pane o proteine.

Le possibilità sono quasi infinite, e questa versatilità rende la farina di grilli un ingrediente estremamente prezioso da avere in cucina.

6
INTEGRAZIONE DELLA FARINA DI GRILLI NELLA DIETA

La farina di grilli, come abbiamo scoperto, con il suo alto contenuto di proteine e la sua sostenibilità ambientale, rappresenta una notevole opportunità nel panorama nutrizionale moderno. In questo capitolo, andremo a vedere incorporare questo incredibile ingrediente nella nostra alimentazione quotidiana, esplorando strategie, ricette e consigli.

Cominciare con piccoli cambiamenti

Sicuramente il cambiamento può essere difficile, soprattutto quando si tratta di ciò che mettiamo nel nostro corpo. Tuttavia, l'introduzione della farina di grilli non deve apparirci come uno sforzo enorme. Infatti, potrebbe essere una transizione graduale. Si può iniziare sostituendo una piccola percentuale di farina convenzionale nelle ricette con farina di grilli.

Questo consente un adattamento graduale sia al gusto che alla consistenza un po' più rustica di questo nuovo ingrediente. Nel tempo, man mano che ci si abitua, è sempre possibile aumentare la percentuale di farina di grilli utilizzata.

Farina di grilli nei frullati e prodotti per la colazione

Iniziare la giornata con un pasto nutriente è fondamentale. La farina di grilli si presta perfettamente a questo scopo. Può essere facilmente incorporata in frullati, aggiungendo un boost di proteine senza alterare eccessivamente il gusto. L'aggiunta di farina di grilli a ricette di pancake o porridge può arricchire la colazione con un apporto nutrizionale extra.

Utilizzo nella panificazione e nella cucina

La panificazione offre un'enorme opportunità per l'uso della farina di grilli. Questa farina, con il suo gusto terroso e leggermente nocciolato, può arricchire una varietà di prodotti da forno, dai pani rustici ai dolci.

Il pane è uno degli alimenti di base più antichi e diffusi al mondo, e l'incorporazione della farina di grilli in panificazione rappresenta un modo innovativo per aumentare il contenuto proteico di questi prodotti, questa infatti può essere utilizzata in vari prodotti come torte, muffin, biscotti e molto altro. Può sostituire fino al 15-20% della farina di grano in molte ricette, offrendo un profilo nutrizionale migliore senza compromettere il gusto o la consistenza del prodotto finito.

Nel caso specifico del pane, l'aggiunta di farina di grilli con il suo gusto leggermente terroso e nocciolato può dare un sapore simile a quello della farina di segale o di frumento integrale. La farina di grilli aggiunge anche un colore più scuro al prodotto finito, che può essere un interessante punto di differenziazione nei prodotti da forno.

In cucina, la farina di grilli offre un mondo di possibilità. Può essere utilizzata come addensante in zuppe e salse, oppure come componente di impanature e condimenti.

Inoltre, la farina di grilli può essere utilizzata per fare pasta fresca, aggiungendo una dose di proteine extra e un sapore unico. La farina di grilli si sposa bene con una serie di sapori, dai piatti salati ai dolci, rendendola un ingrediente versatile in cucina.

Creazione di nuove ricette

Non c'è niente di più eccitante che sperimentare in cucina. L'uso della farina di grilli può innescare una nuova ondata di creatività, portando a innovazioni culinarie che non avreste mai immaginato. Che si tratti di sperimentare con gnocchi di farina di grilli, burger vegetali arricchiti di proteine, o creare dolci unici, ci sono infinite possibilità. Alla fine vi presenteremo alcune delle ricette più innovative e interessanti che utilizzano la farina di grilli.

Confronto con altre fonti di proteine

La farina di grilli non è l'unica fonte di proteine disponibile, quindi perché sceglierla?

Faremo un confronto dettagliato con altre fonti di proteine, sia animali che vegetali. Scopriremo quindi come la farina di grilli si posiziona in termini di contenuto proteico, amminoacidi essenziali, vitamine e minerali, e impegno ambientale.

Questa analisi vi aiuterà a vedere il valore unico che la farina di grilli può portare alla vostra dieta.

1) Farina di grilli vs proteine animali

Carne di manzo

Iniziamo quindi dalla carne di manzo, questa è una delle fonti di proteine più comuni nelle diete occidentali. Tuttavia, la produzione di carne di manzo ha un impatto ambientale significativo, richiedendo ampie quantità di terra, acqua e mangimi, e producendo una grande quantità di gas serra. In contrasto, l'allevamento dei grilli richiede molto meno risorse e produce una quantità molto inferiore di gas serra.

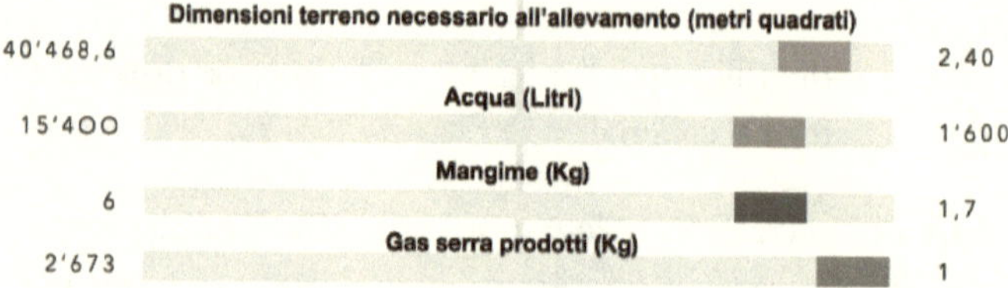

Dal punto di vista nutrizionale, entrambi forniscono un ampio spettro di aminoacidi essenziali. Tuttavia, la farina di grilli offre anche un buon apporto di fibre e micronutrienti come il ferro e la vitamina B12, che non si trovano in quantità significative nella carne di manzo.

Pollame

Il pollame è un'altra fonte comune di proteine. Sebbene l'impatto ambientale del pollame sia inferiore rispetto a quello della carne di manzo, è ancora molto più alto rispetto alla produzione di grilli. Inoltre, il pollame spesso richiede l'uso di antibiotici, che possono avere implicazioni per la salute umana e l'ambiente.

Dal punto di vista nutrizionale, la farina di grilli e il pollame sono simili in termini di contenuto proteico. Tuttavia, come nel caso della carne di manzo, la farina di grilli offre un profilo nutrizionale più completo, con un più alto contenuto di fibre e micronutrienti.

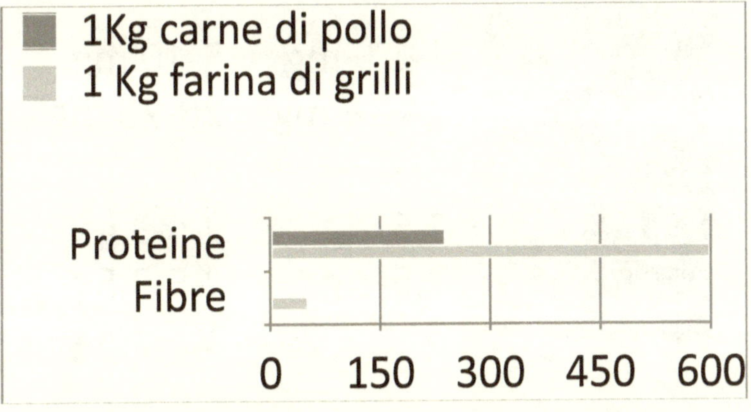

Dal grafico si possono notare subito le differenze fra un Kg di pollo e un Kg di farina di grilli se prendiamo in considerazione le proteine e le fibre, queste sono presenti per circa 240-270g per ogni chilogrammo di pollo mentre per circa 600-650g per ogni chilogrammo di farina di grilli, la solita differenza è presente nelle fibre dove si nota che il pollo non ne contiene mentre la farina di grilli ne ha circa 50-80g per ogni Kg.

Va notato che questi valori possono variare a seconda delle specifiche tecniche di allevamento, della preparazione e della trasformazione sia dei grilli sia del pollo.

Mentre di seguito avete il confronto fra i micronutrienti presenti all'interno di un Kg di carne di pollo rispetto a un Kg di farina di grilli:

	Pollo	Grilli
Ferro	1-2 mg	30-60 mg
Zinco	2-3 mg	10-20 mg
Vitamina B6	1-1,5 mg	5-10 mg
Niacina(Vitamina B3)	14-18 mg	20-25 mg
Fosforo	1,5-2 g	2,5-3 g
Potassio	2,5-3 g	2,5-3,5 g
Calcio	0	1,5-1,5 g

2)Farina di grilli vs proteine vegetali

Legumi

I legumi, come fagioli, lenticchie e ceci, sono una delle principali fonti di proteine vegetali. Sono sostenibili, nutrienti e versatili. Tuttavia, rispetto alla farina di grilli, questi hanno un profilo di aminoacidi meno completo. Inoltre, i legumi contengono antinutrienti come i fitati, che possono interferire con l'assorbimento di alcuni minerali (*I fitati, o acido fitico, sono composti organici presenti in molti alimenti vegetali, specialmente nei cereali, semi e legumi. Funzionano come principale riserva di fosforo nelle piante. Hanno la capacità di legare minerali come ferro, calcio e zinco, riducendo il loro assorbimento nel nostro organismo e venendo talvolta etichettati come "anti-nutrienti"*).

La farina di grilli, d'altra parte, offre un profilo di aminoacidi completo e ha un più alto contenuto proteico per grammo rispetto ai legumi. Inoltre, contiene vitamina B12, un nutriente che spesso manca nelle diete basate su vegetali.

Come visibile dal grafico la differenza di proteine è netta con una presenza media fra i 210 e i 250g per Kg nei legumi contro

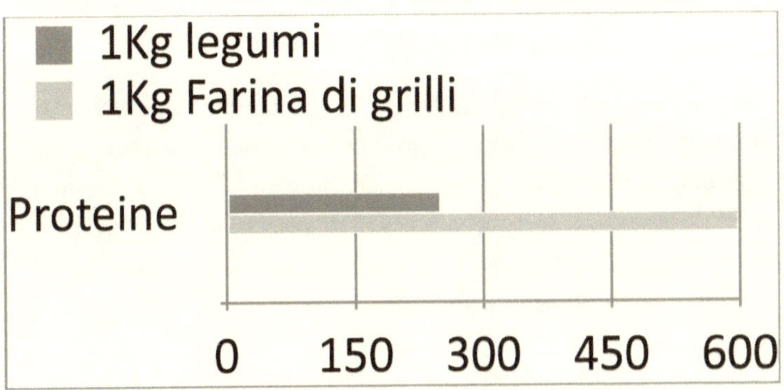

i circa 600-650g della farina di grilli.

Proteine di soia

La soia è un'altra fonte di proteine vegetali molto popolare. Tuttavia, la produzione di soia ha implicazioni ambientali significative, tra cui la deforestazione e l'uso intensivo di pesticidi.

Dal punto di vista nutrizionale, la soia offre un profilo di aminoacidi completo, simile a quello dei grilli. Tuttavia, la farina di grilli ha un più alto contenuto proteico per grammo(0,60/0,65 per grammo farina di grilli contro 0,36/0,40 della soia) e offre un più ampio spettro di micronutrienti.

Superare le barriere psicologiche

<u>Nonostante i suoi molti vantaggi, la farina di grilli ha ancora una grande barriera da superare</u>: la riluttanza psicologica a consumare insetti.

Questo ostacolo è fortemente radicato in molte culture, nonostante il fatto che la farina di grilli sia processata e non contenga parti riconoscibili dell'insetto. Discuteremo, quindi, le strategie per superare queste barriere mentali e per accettare l'idea di consumare proteine derivanti dagli insetti.

Superare le barriere culturali e psicologiche che impediscono l'accettazione della farina di grilli come fonte di proteine è uno dei maggiori ostacoli da affrontare. Mentre la farina di grilli offre numerosi vantaggi in termini di sostenibilità e profilo nutrizionale, la riluttanza culturale e psicologica a consumare insetti può ostacolare la sua diffusione.

Come abbiamo già visto, le barriere culturali risalgono a migliaia di anni e sono radicate nelle tradizioni alimentari di ogni società. Nel mondo occidentale, gli insetti sono spesso associati a sporco e malattia, e quindi vengono percepiti come inadatti al consumo. In contrasto, rispetto ad altre parti del mondo, come l'Asia, l'Africa e l'America Latina, gli insetti sono una parte normale e apprezzata della dieta.

Per superare queste **barriere culturali**, è importante aumentare la consapevolezza e l'educazione riguardo al valore nutrizionale e ai benefici ambientali che la farina di grilli porta con se. Le campagne informative, i workshop di cucina, e la presenza di prodotti a base di farina di grilli nei supermercati e nei ristoranti possono contribuire a normalizzare il consumo di insetti.

Le **barriere psicologiche** sono altrettanto importanti. Il disgusto o la paura di consumare insetti, noto come "entomofobia", può essere un ostacolo significativo. Superare queste paure richiede un cambiamento di mentalità e l'accettazione di nuove idee. Può essere utile iniziare con prodotti in cui la presenza di insetti non è visibile, come la farina di grilli, per l'appunto.

Un'altra strategia può essere l'inclusione di **"gatekeepers"** alimentari, come chef rinomati e influencer del settore alimentare, per promuovere l'utilizzo della farina di grilli nelle ricette. Questo può aiutare a rendere l'idea del consumo di insetti più accettabile e alla moda.

Infine, è importante riconoscere che il consumo di insetti non è adatto a tutti e che ci saranno sempre delle persone che sceglieranno di non consumarli. Tuttavia, la farina di grilli può essere una valida opzione per coloro che sono aperti a sperimentare nuove fonti di proteine e che sono preoccupati per l'ambiente e la sostenibilità del loro cibo.

Superare queste sfide richiederà tempo, sforzi e una buona dose di creatività. Ma con il crescente bisogno di fonti di proteine sostenibili e nutrienti, la farina di grilli può offrire una soluzione promettente per il futuro del nostro sistema alimentare.

7

IL MERCATO DELLA FARINA DI GRILLI

Questo nuovo segmento del settore alimentare sta attirando non solo imprenditori e investitori, ma anche scienziati e ricercatori, tutti desiderosi di esplorare le potenzialità di questa fonte di proteine alternativa.

Le dimensioni del mercato globale della farina di grilli, secondo una recente ricerca di Markets and Markets, si stima che raggiungeranno i $180 milioni entro il 2026, segnalando una crescita impressionante rispetto al modesto inizio del settore. Questo aumento è alimentato da una serie di fattori, tra cui l'interesse crescente per le fonti di proteine sostenibili e nutrienti, la preoccupazione per l'ambiente e la crescente consapevolezza dei consumatori circa le sfide alimentari globali.

La geografia del mercato della farina di grilli è altrettanto affascinante. Mentre in Asia e in Africa l'entomofagia, ovvero il consumo di insetti, è una pratica storica, in Europa e in Nord America l'idea è relativamente nuova. Tuttavia, la crescente accettazione di prodotti a base di insetti è evidente nel numero crescente di aziende che entrano in questo mercato in queste regioni. Ad esempio, in Europa, l'Unione Europea ha recentemente approvato l'uso di grilli come alimento, spianando la strada per un mercato in espansione.

Le tendenze principali che stanno guidando il mercato includono l'integrazione della farina di grilli in una vasta gamma di prodotti alimentari, dalle barrette proteiche ai prodotti da forno, dalle bevande proteiche ai prodotti per animali domestici.

Inoltre, l'interesse per le diete a base di piante e il consumo consapevole stanno alimentando la domanda di alternative proteiche sostenibili come la farina di grilli.

In conclusione, il mercato della farina di grilli è un settore emergente ricco di potenziale. Il suo sviluppo rappresenta non solo un'opportunità economica, ma anche un passo verso un futuro alimentare più sostenibile e sicuro.

Domanda Globale di Farina di Grilli

In questo contesto in rapido cambiamento, la domanda globale di farina di grilli è in costante crescita, rispondendo alle esigenze emergenti di nutrizione sostenibile e responsabile.

L'Asia è attualmente la regione con la più alta domanda di farina di grilli, grazie alla sua lunga storia di entomofagia. In particolare, in paesi come la Thailandia, la Cambogia e il Vietnam, il consumo di insetti è parte integrante della dieta quotidiana e la farina di grilli è vista come un'alternativa proteica nutriente. Inoltre, la rapida urbanizzazione e l'incremento del reddito stanno aumentando la domanda di alimenti alternativi ad alto contenuto proteico in queste regioni.

L'Africa, con la sua vasta diversità di insetti commestibili e la crescente necessità di fonti di proteine accessibili, sta mostrando un aumento della domanda di farina di grilli. In particolare, in Kenya e Uganda, l'industria della farina di grilli è in crescita, alimentata da un crescente interesse per le pratiche di allevamento di insetti.

Tuttavia, è interessante notare che la domanda sta aumentando anche in regioni come l'Europa e il Nord America, dove tradizionalmente il consumo di insetti non è stato parte della dieta. Questa crescita è alimentata da una maggiore consapevolezza ambientale, da un interesse per le diete alternative e dall'innovazione culinaria. Infatti, secondo un rapporto di <u>Meticulous Research</u>, si prevede che il mercato europeo degli alimenti a base di insetti crescerà del 24% annuo dal 2019 al 2025.

La domanda globale di farina di grilli è in crescita e si estende ben oltre le regioni dove l'entomofagia è una pratica consolidata. Questo trend riflette una crescente consapevolezza globale delle questioni di sostenibilità alimentare e l'accettazione della farina di grilli come una valida alternativa proteica.

Offerta Globale di Farina di Grilli

Parallelamente alla domanda, l'offerta globale di farina di grilli sta anch'essa crescendo a un ritmo considerevole, con un'ampia varietà di attori coinvolti, da piccoli agricoltori a start-up innovative e grandi aziende agro-alimentari che impiegano i loro sforzi nello sviluppo di prodotti sostenibili e qualitativamente alti. Le principali aree produttive riflettono, in gran parte, quelle con la domanda più alta.

L'Asia, con la sua tradizione di consumo di insetti, è anche un importante produttore di farina di grilli. In Thailandia, per esempio, ci sono circa 20.000 fattorie di grilli, che producono tonnellate di farina ogni anno. Inoltre, la Cina è uno dei principali produttori di farina di grilli, data la sua capacità di produzione di massa e la disponibilità di tecniche avanzate di allevamento di insetti.

In Africa, l'Uganda e il Kenya stanno emergendo come importanti produttori di farina di grilli, sfruttando la disponibilità locale di insetti e la crescente domanda per alternative proteiche sostenibili. La farina di grilli prodotta in Africa è spesso venduta sia localmente che esportata in altri mercati, compresi quelli europei e nordamericani.

Molte aziende in Europa e Nord America, pur essendo relativamente nuove nel panorama della produzione di farina di grilli, si stanno facendo strada nel mercato grazie a innovativi modelli di business e avanzate tecnologie di allevamento. Ad esempio, aziende come la francese Ynsect e la canadese Entomo Farms sono diventate leader nel settore, fornendo farina di grilli a una vasta gamma di consumatori e aziende, dai produttori di snack ai produttori di integratori alimentari.

È importante sottolineare che, mentre l'offerta di farina di grilli cresce, anche le tecniche di produzione stanno migliorando, diventando più efficienti e sostenibili.

Quindi in conclusione di questo punto legato all'offerta della farina di grilli, la produzione globale di questa risorsa fa si che il settore sia in rapida espansione, con un ampio spettro di produttori che coprono diverse regioni geografiche. Questo trend di crescita è destinato a continuare, data la crescente domanda globale di proteine sostenibili e nutrienti.

Tendenze di Mercato e Fattori di Crescita

Il mercato della farina di grilli è in piena espansione, trainato da diverse tendenze chiave e fattori di crescita. Alcune delle principali tendenze includono l'aumento della consapevolezza della sostenibilità, l'interesse per nuove fonti di proteine, e l'emergere di normative più favorevoli.

In questo punto del capitolo andremo ad esplorare e approfondire questi argomenti.

L'aumento della consapevolezza della sostenibilità è un importante driver di crescita per il mercato della farina di grilli. Secondo l'Organizzazione delle Nazioni Unite per l'Alimentazione e l'Agricoltura (**FAO**), l'allevamento di insetti per l'alimentazione umana e animale ha un impatto ambientale, come già visto, significativamente minore rispetto all'allevamento tradizionale di bestiame. Con un consumo di risorse e gas serra prodotti nettamente inferiori. Questa consapevolezza sta portando, quindi, un crescente numero di consumatori a cercare alternative alimentari più sostenibili.

Parallelamente, l'interesse per nuove fonti di proteine sta guidando la domanda di farina di grilli. Con il suo alto contenuto proteico e il suo profilo nutrizionale equilibrato, la farina di grilli è vista come una fonte di proteine alternativa efficace. Questo è particolarmente rilevante in un contesto in cui la domanda globale di proteine è in costante aumento, e la necessità di trovare fonti proteiche sostenibili è sempre più urgente.

Infine, l'emergere di normative più favorevoli sta facilitando la crescita del mercato della farina di grilli. In molte regioni, le autorità di regolamentazione stanno riconoscendo gli insetti come una fonte di cibo sicura e nutritiva, e stanno adottando normative che facilitano la produzione e il commercio di prodotti alimentari a base di insetti come avvenuto in Europa nel 2021.

In conclusione, il mercato della farina di grilli è caratterizzato da una combinazione di tendenze favorevoli e fattori di crescita che stanno guidando la sua espansione. Questo mercato dinamico e in rapida evoluzione offre numerose opportunità per innovatori, imprenditori e investitori.

Barriere e Sfide

Nonostante il promettente potenziale del mercato della farina di grilli, esistono ancora diverse sfide e barriere che potrebbero ostacolare la sua crescita. Queste sfide spaziano dalle questioni regolatorie alle barriere culturali, senza dimenticare i limiti tecnologici.

Una delle principali sfide riguarda le questioni normative. Sebbene alcune regioni, come l'Unione Europea, abbiano iniziato a riconoscere gli insetti come una fonte di cibo sicura e nutritiva, la regolamentazione rimane un terreno incerto in molte altre parti del mondo. Ad esempio, negli Stati Uniti, la Food and Drug Administration (FDA) non ha ancora approvato gli insetti come fonte alimentare per l'uomo, sebbene alcune aziende stiano commercializzando prodotti a base di insetti in alcune giurisdizioni. Le incertezze normative possono rappresentare un ostacolo significativo per la crescita del mercato, poiché limitano le opportunità per la commercializzazione e la distribuzione di prodotti a base di farina di grilli.

Un'altra sfida riguarda le barriere culturali. Come abbiamo già avuto modo di vedere, l'idea di consumare insetti è spesso vista con disgusto o riluttanza. Questo è un risultato della entomofobia, o paura degli insetti, che è ampiamente diffusa nelle culture occidentali. Superare questa barriera richiederà sforzi significativi per educare i consumatori sugli aspetti positivi del consumo di insetti, e per normalizzare l'idea degli insetti come cibo.

Infine, ci sono anche limiti tecnologici che possono rappresentare una sfida per la crescita del mercato. La produzione di farina di grilli su larga scala richiede tecniche di allevamento e lavorazione degli insetti che sono ancora in fase di sviluppo e perfezionamento. Inoltre, la ricerca sulle proprietà nutrizionali e sulla sicurezza degli insetti come cibo è ancora in corso, e ci sono molte domande che richiedono ulteriori studi.

In conclusione, nonostante il promettente potenziale del mercato della farina di grilli, è importante riconoscere le sfide e le barriere che possono ostacolare la sua crescita. Superare queste sfide richiederà sforzi coordinati da parte dei produttori, dei regolatori e degli educatori per creare un ambiente favorevole allo sviluppo di questo mercato emergente.

Regolamenti di Settore

I regolamenti del settore svolgono un ruolo cruciale nella definizione della direzione e dello sviluppo del mercato della farina di grilli. Da un lato, tali regolamenti possono facilitare la crescita del mercato garantendo sicurezza e standard qualitativi. D'altra parte, possono anche rappresentare ostacoli significativi se non sono chiari o se impongono restrizioni ingiustificate.

Globalmente, le normative relative al consumo di insetti variano notevolmente. In **Europa**, ad esempio, la Commissione Europea ha approvato il consumo di grilli per l'uomo nel 2021. Questa decisione ha seguito la regolamentazione del 2015 che classificava gli insetti come "nuovi alimenti", richiedendo una valutazione dettagliata della sicurezza prima che potessero essere venduti al pubblico. Questa normativa ha aperto la strada alla produzione legale e alla vendita di farina di grilli in tutta l'UE.

Negli **Stati Uniti**, la situazione è meno chiara. La FDA non ha ancora stabilito una posizione formale sul consumo di insetti, sebbene alcuni prodotti a base di insetti siano venduti in alcune giurisdizioni. L'assenza di una regolamentazione chiara può creare incertezza per i produttori e i consumatori e potrebbe limitare la crescita del mercato.

Nell'**Asia**, dove il consumo di insetti è una pratica consolidata in molte culture, i regolamenti sono generalmente più permissivi. Tuttavia, ciò non significa che siano esenti da sfide, poiché lo standard di produzione e la sicurezza alimentare sono preoccupazioni dominanti.

Guardando al futuro, è probabile che i regolamenti di settore continueranno a evolversi insieme alla crescente consapevolezza e accettazione del consumo di insetti.

Potrebbero emergere nuove normative per garantire la sicurezza, la qualità e l'etichettatura trasparente dei prodotti a base di insetti. Allo stesso tempo, sarà fondamentale affrontare le sfide normative esistenti per favorire un ambiente che sostenga la crescita e l'innovazione nel mercato della farina di grilli.

Questo processo sarà un equilibrio delicato tra assicurare la sicurezza del consumatore e promuovere l'innovazione e la crescita del settore.

Analisi del Prezzo di Mercato

Esaminare i prezzi correnti e previsti della farina di grilli nel mercato globale può offrire una prospettiva interessante sulla competitività di questo prodotto. A tale scopo, occorre considerare una serie di fattori, tra cui i costi di produzione, la domanda del mercato, la disponibilità delle risorse e i prezzi delle alternative.

Attualmente, il costo di produzione della farina di grilli può essere superiore a quello di fonti tradizionali di proteine come la carne o i legumi. Questo può essere dovuto a vari fattori, tra cui i costi iniziali per l'avvio della produzione di grilli, la necessità di tecnologie specializzate e le spese correlate alla conformità con i regolamenti di settore. Tuttavia, questi costi tendono a diminuire con l'evoluzione della tecnologia e la maturazione del mercato.

Secondo un rapporto del 2022 sul Mercato Globale della Farina di Grilli, il prezzo medio della farina di grilli è di circa $40 per chilogrammo. Questo prezzo può variare a seconda del paese e del produttore, ma rimane più alto rispetto a fonti di proteine più tradizionali.

Tuttavia, la farina di grilli ha vantaggi unici che giustificano il suo prezzo superiore. È un'ottima fonte di proteine complete, ricca di fibre e minerali essenziali, e ha un impatto ambientale molto inferiore rispetto alle fonti di proteine animali. Questi vantaggi possono rendere la farina di grilli un investimento di valore per i consumatori attenti alla salute e all'ambiente.

Guardando al futuro, si prevede che i prezzi della farina di grilli diminuiranno man mano che la produzione diventa più efficiente e la domanda aumenta. Alcuni analisti di mercato prevedono che la farina di grilli potrebbe diventare una fonte di proteine competitiva per prezzo rispetto alla carne entro la prossima decade. Ciò, insieme ai benefici nutrizionali e ambientali della farina di grilli, potrebbe favorire un ulteriore accrescimento di questo promettente mercato.

Implicazioni Economiche e Opportunità di Mercato

L'ascesa del mercato della farina di grilli apre una serie di significative implicazioni economiche. L'industria emergente offre nuove opportunità di lavoro, innovazione tecnologica e sviluppo economico.

Da un lato, ci sono le prospettive immediate di creazione di nuovi posti di lavoro nelle fattorie di grilli, nelle strutture di trasformazione e nelle aziende di vendita al dettaglio.

Allo stesso tempo, l'innovazione tecnologica richiesta per allevare, raccogliere e trasformare i grilli in farina può stimolare nuove imprese e brevetti, con un potenziale effetto moltiplicatore sull'economia. Ad esempio, si prevede che l'innovazione nella tecnologia di allevamento dei grilli avrà un impatto significativo sull'efficienza e sulla sostenibilità della produzione.

Inoltre, la crescita del mercato della farina di grilli può favorire lo sviluppo economico regionale, in particolare nelle aree rurali dove l'agricoltura di insetti può fornire un'importante fonte di reddito. Secondo un rapporto del 2023 dell'Organizzazione delle Nazioni Unite per l'Alimentazione e l'Agricoltura (FAO), l'allevamento di insetti può contribuire a ridurre la povertà nelle aree rurali, fornendo un'alternativa sostenibile alle pratiche agricole tradizionali.

In termini di opportunità di mercato, l'espansione del mercato della farina di grilli offre una serie di potenziali spazi per nuovi attori. Questi possono includere produttori di farina di grilli, fornitori di tecnologia per l'allevamento e la trasformazione dei grilli, rivenditori di prodotti a base di farina di grilli e aziende che offrono servizi correlati come la formazione e la consulenza.

La rapida crescita del mercato della farina di grilli sta anche attirando l'interesse degli investitori. Secondo un rapporto del 2022 della Global Cricket Flour Market, si prevede che il mercato della farina di grilli raggiungerà i $1,1 miliardi entro il 2026, con un tasso di crescita annuo composto del 23,1% dal 2021 al 2026. Questa crescita rapida offre un'opportunità significativa per gli investitori che cercano di entrare in un settore emergente con un forte potenziale di crescita.

Casi di Studio di Successo

La nascita e la crescita del mercato della farina di grilli hanno prodotto una serie di storie di successo che possono servire da modello per le nuove imprese. Questi casi di studio illustrano come le aziende abbiano affrontato le sfide e sfruttato le opportunità del mercato emergente.

Il primo caso è quello di **"Exo Protein"**, un'azienda statunitense fondata nel 2014, che ha iniziato a produrre barrette proteiche a base di farina di grilli. L'azienda ha avuto un notevole successo grazie a una campagna di marketing efficace che ha messo in risalto i benefici ambientali e nutrizionali dei loro prodotti. Exo è stata in grado di raccogliere più di $5,2 milioni di investimenti entro i primi due anni e i suoi prodotti sono ora venduti in tutto il mondo.

Un altro esempio di successo è **"Entomo Farms"**, un'azienda canadese che è uno dei più grandi produttori di farina di grilli al mondo. Hanno avuto un notevole successo lavorando direttamente con i ristoratori e gli chef per promuovere l'uso della farina di grilli in nuovi piatti innovativi. Inoltre, hanno collaborato con ricercatori universitari per promuovere la ricerca scientifica sugli aspetti nutrizionali e ambientali della farina di grilli. Questo approccio collaborativo ha contribuito a posizionare Entomo Farms come leader del settore.

"Ynsect", un'azienda francese, ha preso un approccio diverso alla produzione di farina di insetti, concentrandosi sulla creazione di un processo di produzione altamente automatizzato e a basso impatto ambientale. Hanno ricevuto oltre $200 milioni di investimenti, e sono considerati una delle aziende leader nel mercato globale della farina di insetti.

Questi casi di studio dimostrano come l'innovazione, la collaborazione, e un forte impegno per la sostenibilità possano portare al successo nel mercato emergente della farina di grilli. Ciascuna di queste aziende ha utilizzato un approccio unico per affrontare le sfide del mercato, e la loro esperienza può fornire preziose lezioni per le nuove imprese che cercano di entrare nel settore.

Previsioni di Mercato

Dopo aver osservato il mercato della farina di grilli da vari angoli, ci avviciniamo alla domanda finale: come si svilupperà il mercato nel futuro? Basandoci su dati attuali, proiezioni di crescita e sviluppi futuri, possiamo tentare di delineare una prospettiva del futuro.

Secondo un'altro rapporto del 2022 di Grand View Research, si prevede che il mercato globale della farina di grilli raggiungerà i $1,2 miliardi entro il 2025, con un tasso di crescita annuo composto (CAGR) del 24,1% dal 2021 al 2025. Questa crescita è alimentata da una serie di fattori tra cui l'aumento della consapevolezza della sostenibilità, l'interesse per nuove fonti di proteine e l'innovazione nell'industria alimentare.

Le aree geografiche che attualmente rappresentano la domanda più elevata, come l'Asia e l'Africa, probabilmente continueranno a essere i mercati più forti. Tuttavia, è probabile che si vedrà una crescita significativa in aree come l'Europa e il Nord America, dove l'interesse per la sostenibilità e le diete alternative sta crescendo.

Il futuro del mercato della farina di grilli vedrà anche l'emergere di nuove tendenze e innovazioni. Ad esempio, l'uso della farina di grilli in prodotti pronti per il consumo, come barrette energetiche e snack, è in aumento. Inoltre, l'innovazione nel campo della produzione di insetti, come l'automazione e l'ingegneria genetica, potrebbe portare a una riduzione dei costi di produzione e a un aumento della produttività.

Tuttavia, le proiezioni di mercato devono tener conto delle sfide potenziali. Le barriere normative, culturali e la necessità di ulteriori ricerche scientifiche per superare eventuali problemi di sicurezza alimentare potrebbero rallentare la crescita del mercato.

Conclusione

Attraverso l'analisi del mercato della farina di grilli, abbiamo scoperto una serie di importanti intuizioni e tendenze. Questo mercato è alimentato da un crescente interesse globale per le fonti di cibo sostenibili e innovative, con un'enfasi particolare sulla sicurezza alimentare e sulla nutrizione.

Il mercato, valutato a 89,7 milioni di dollari nel 2019, si prevede che raggiungerà 1,2 miliardi di dollari entro il 2025. Questo è testimone della crescente accettazione del consumo di insetti e del riconoscimento dei grilli come una fonte di proteine alternativa efficace e sostenibile.

Nonostante le sfide, come le barriere culturali e normative, e la necessità di ulteriori ricerche e sviluppi nel campo della sicurezza alimentare, il futuro del mercato della farina di grilli sembra essere promettente. L'industria è in evoluzione con l'introduzione di nuove tecniche di produzione e innovazioni nel prodotto, offrendo un terreno fertile per ulteriori crescita e sviluppo.

In un contesto globale, l'importanza del mercato della farina di grilli non può essere sottovalutata. Rappresenta non solo un'opportunità economica, ma anche un passo verso un sistema alimentare più sostenibile e resiliente. Con il crescente bisogno di fonti di cibo sostenibili, il mercato della farina di grilli ha il potenziale di diventare una parte significativa della soluzione, contribuendo ad affrontare alcune delle più grandi sfide del nostro tempo: la sicurezza alimentare, il cambiamento climatico e la biodiversità.

8
IMPATTI AMBIENTALI E SOSTENIBILITÀ

Il nostro viaggio nel mondo della farina di grilli ci ha portato a questo punto cruciale, l'analisi del suo impatto ambientale e della sua sostenibilità. Questo è il terreno su cui la farina di grilli ha l'opportunità di eccellere, superando di gran lunga molte delle fonti di proteine più tradizionali. Non si tratta solo di nutrire il corpo, ma di farlo in un modo che rispetta il nostro pianeta e il suo delicato equilibrio ecologico.

Il ciclo di vita dei grilli e il loro impatto sull'ambiente

Iniziamo osservando il ciclo di vita dei grilli. Questi piccoli insetti hanno un ciclo di vita relativamente breve, che dura dai 45 ai 60 giorni, e durante questo tempo sono incredibilmente efficienti nel convertire il cibo in proteine. Questa efficienza si traduce in un minor uso di risorse. I grilli richiedono meno acqua, meno cibo e meno terra rispetto al bestiame tradizionale.

Detto ciò, l'allevamento di grilli ha ancora un impatto ambientale. Ad esempio, per mantenere i grilli in condizioni ideali, è necessaria energia, il che significa che le emissioni di carbonio non sono nulle. Inoltre, vi è la questione della gestione dei rifiuti dei grilli. Man mano che l'industria cresce, così farà la quantità di escrementi di grilli prodotti, che devono essere smaltiti in modo responsabile per evitare potenziali problemi ambientali.

Confronto dell'impatto ambientale della farina di grilli con altre fonti di proteine

Quando confrontiamo l'impatto ambientale della farina di grilli con altre fonti di proteine, la differenza è notevole. Considerando l'acqua, il terreno, il cibo e l'energia necessari per produrre una quantità equivalente di proteine da manzo, maiale, pollo o persino legumi, la farina di grilli si distingue come una scelta ecologicamente più responsabile.

Adattamento e innovazione dell'industria

L'industria della farina di grilli è in rapido sviluppo e in continua evoluzione, con imprese e ricercatori che lavorano per trovare metodi sempre più efficienti ed ecologici per l'allevamento dei grilli e la produzione della farina.

Il primo punto importante è la genetica. L'industria sta sviluppando linee di grilli geneticamente superiori, che crescono più velocemente e producono più proteine. Questo significa che si possono produrre più grilli con meno risorse, il che riduce l'impatto ambientale.

Inoltre, l'industria sta sperimentando diversi tipi di alimenti per i grilli, tra cui sottoprodotti agricoli e alimentari, per ridurre i costi e l'impatto ambientale dell'alimentazione. Alcune imprese stanno anche esplorando l'uso di residui organici, come gli scarti di cibo, per nutrire i grilli, trasformando essenzialmente i rifiuti in una preziosa fonte di proteine.

Dal punto di vista tecnologico, stanno emergendo varie innovazioni. Ad esempio, alcuni produttori stanno utilizzando tecnologie di controllo automatizzato per monitorare e gestire l'ambiente di allevamento dei grilli, compresi la temperatura, l'umidità e la luce. Questo non solo migliora l'efficienza dell'allevamento, ma contribuisce anche a mantenere un ambiente sano per i grilli, che a sua volta migliora la qualità della farina prodotta.

Inoltre, l'industria sta lavorando su tecniche avanzate di essiccazione e macinazione per produrre farina di grilli di alta qualità. Alcuni produttori stanno utilizzando l'essiccazione a spruzzo, una tecnica che permette di ottenere una farina molto fine e di alta qualità, mantenendo al contempo un alto livello di nutrienti.

In ultimo, le tecnologie di imballaggio svolgono un ruolo chiave nella conservazione della qualità della farina di grilli. Sono in corso ricerche per sviluppare imballaggi sostenibili e biodegradabili che possano mantenere la farina di grilli fresca e proteggerla dall'ossidazione.

In sintesi, l'industria della farina di grilli sta vivendo un periodo di rapida innovazione e sviluppo, con nuove tecnologie e metodi che la rendono sempre più efficiente ed ecologica. Queste innovazioni, insieme alla crescente consapevolezza dei benefici ambientali e nutrizionali della farina di grilli, fanno prevedere un futuro luminoso per questo settore.

La farina di grilli come soluzione per un futuro alimentare sostenibile

Il grande potenziale della farina di grilli risiede nel suo potere di far parte di una soluzione sostenibile per un futuro alimentare. Come abbiamo visto, la produzione di farina di grilli ha un impatto molto inferiore rispetto a molte altre fonti di proteine. Ma la sostenibilità non si limita solo alla produzione. I grilli possono essere nutriti con residui agricoli e organici, trasformando ciò che altrimenti sarebbe uno spreco in una preziosa fonte di nutrimento.

Una delle parti più affascinanti dell'allevamento di grilli è proprio il loro sostentamento. Diversamente dalle fonti convenzionali di proteine, i grilli sono molto meno esigenti e possono prosperare nutrendosi di vari tipi di rifiuti organici. Tutto ciò che altrimenti sarebbe considerato uno spreco - dagli scarti di cibo ai sottoprodotti agricoli - può diventare un pasto nutriente per i grilli. Questo rende l'industria non solo un fornitore di proteine sostenibili, ma anche un efficace riciclatore di risorse.

Ma come funziona esattamente?

Immagina le tonnellate di scarti alimentari prodotti ogni giorno dalle nostre case, ristoranti e supermercati, o gli scarti agricoli come le foglie di cavolo o i gambi di mais che rimangono dopo il raccolto. Invece di finire in una discarica, questi possono essere raccolti e utilizzati per nutrire gli allevamenti di grilli. Ogni grammo di questi rifiuti può essere trasformato in preziose proteine di grilli, contribuendo così a ridurre la quantità di rifiuti che produciamo e allo stesso tempo a produrre un prezioso alimento.

Quando si tratta di paragonare l'impatto ambientale della farina di grilli con altre fonti di proteine, i dati sono chiari. Gli studi hanno mostrato, come detto in precedenza, che l'allevamento di grilli richiede significativamente meno acqua, terra e cibo rispetto all'allevamento di bovini, suini o pollame. Ad esempio, mettendo il tutto in numeri, la produzione di un chilogrammo di proteine di grilli richiede solo circa un decimo dell'acqua necessaria per produrre la stessa quantità di proteine bovine. Inoltre, i grilli emettono una frazione dei gas serra prodotti dall'allevamento di animali da fattoria.

Nonostante i successi già raggiunti, l'industria della farina di grilli non si ferma qui. Molti attori del settore stanno lavorando per renderlo ancora più sostenibile. Questo può includere la ricerca di tecniche di allevamento più efficienti, lo sviluppo di tecnologie innovative per il trattamento e la trasformazione dei grilli, e l'istituzione di politiche che incoraggiano lo sviluppo sostenibile dell'industria. Per esempio, si sta lavorando per migliorare le tecniche di raccolta e trattamento dei rifiuti utilizzati per nutrire i grilli, al fine di minimizzare qualsiasi rischio per la salute umana o animale. Allo stesso tempo, le innovazioni tecnologiche stanno rendendo il processo di trasformazione dei grilli in farina sempre più efficiente, riducendo così ulteriormente l'impatto ambientale.

Nel complesso, la farina di grilli può non essere la panacea per tutti i problemi del nostro sistema alimentare globale. Tuttavia, con il suo basso impatto ambientale e la sua alta efficienza, può svolgere un ruolo chiave nel plasmare un futuro alimentare più sostenibile. La strada che abbiamo davanti è ricca di sfide, ma anche di enormi opportunità. Con ingegno, innovazione e un po' di coraggio, possiamo accogliere la farina dei grilli e farne una parte fondamentale della nostra tavola quotidiana.

Politiche e regolamentazioni attuali sulla produzione di farina di grilli

Le politiche e le regolamentazioni che governano la produzione di farina di grilli variano notevolmente da un paese all'altro. In alcuni luoghi, la produzione di insetti per l'alimentazione umana è ancora un territorio inesplorato dal punto di vista legislativo, mentre in altri è già regolamentata da specifiche normative.

Negli Stati Uniti, la Food and Drug Administration (FDA) considera i grilli e altri insetti commestibili come "alimenti nuovi", il che significa che devono essere sottoposti a una rigorosa valutazione di sicurezza prima di poter essere venduti come alimenti. Questo può rappresentare una barriera all'entrata per nuove imprese, dato il costo e la complessità delle procedure di approvazione.

In Europa, la situazione è leggermente diversa. Nel 2018, l'Unione Europea ha introdotto una nuova legislazione che classifica gli insetti come "nuovi alimenti". Questo ha permesso alle imprese di insetti commestibili di operare entro un quadro regolamentare definito, anche se i processi di approvazione possono essere lunghi e costosi.

La mancanza di chiarezza normativa può rappresentare una sfida per il settore. Senza linee guida chiare su come dovrebbero essere allevati i grilli, su quali tipi di alimenti possono essere nutriti, o su come dovrebbe essere processata la farina di grilli, può essere difficile per le imprese operare in modo efficiente e sostenibile. Inoltre, può essere più difficile convincere i consumatori della sicurezza e dell'alta qualità dei prodotti a base di grilli.

Per migliorare la sostenibilità del settore, potrebbero essere necessarie nuove politiche o regolamentazioni. Ad esempio, le politiche che promuovono l'uso di sottoprodotti agricoli o alimentari come alimentazione per i grilli potrebbero aiutare a ridurre l'impatto ambientale della produzione. Allo stesso modo, le politiche che favoriscono l'uso di tecniche di produzione innovative e a basso impatto potrebbero contribuire a rendere il settore più efficiente e sostenibile.

Inoltre, le politiche che incentivano la ricerca e lo sviluppo nel settore potrebbero aiutare a promuovere l'innovazione e a superare alcune delle sfide tecniche che attualmente limitano la crescita del settore. Infine, le politiche di sensibilizzazione e di educazione del pubblico potrebbero aiutare a superare le barriere culturali e psicologiche che ostacolano l'adozione della farina di grilli.

In conclusione, sebbene le attuali politiche e regolamentazioni rappresentino delle sfide per il settore della farina di grilli, esistono anche molte opportunità per promuovere la sostenibilità e la crescita del settore.

La chiave sarà trovare un equilibrio tra la protezione dei consumatori e l'incoraggiamento dell'innovazione e della sostenibilità nel settore.

9
IL RUOLO DELLA FARINA DI GRILLI NELLA SICUREZZA ALIMENTARE

La sicurezza alimentare è un concetto che, nella sua apparente semplicità, racchiude una serie di sfide enormi e complesse per l'umanità. Nel suo senso più ampio, la sicurezza alimentare si verifica "quando tutte le persone hanno in ogni momento accesso fisico, sociale ed economico a cibo sufficiente, sicuro e nutriente per soddisfare le loro esigenze alimentari e le loro preferenze alimentari per una vita attiva e sana", come definito dall'Organizzazione delle Nazioni Unite per l'Alimentazione e l'Agricoltura (FAO).

La sicurezza alimentare, dunque, non riguarda solo la disponibilità di cibo, ma anche l'accessibilità, l'utilizzo e la stabilità di queste tre componenti. In un mondo in cui oltre 690 milioni di persone soffrono di fame e quasi 2 miliardi di persone non hanno accesso regolare a cibo sicuro, nutriente e sufficiente, la questione della sicurezza alimentare è cruciale.

L'importanza della sicurezza alimentare non può essere sottostimata nel contesto globale. Non solo ha un impatto diretto sulla salute e sul benessere delle persone, ma è anche strettamente legata allo sviluppo economico, alla pace e alla stabilità politica. Una scarsa sicurezza alimentare può causare malnutrizione, ma può anche contribuire a innescare conflitti e migrazioni forzate.

Inoltre, con l'attuale crescita demografica e i cambiamenti climatici, la sfida della sicurezza alimentare sta diventando sempre più urgente. Si stima che la popolazione mondiale raggiungerà quasi 10 miliardi entro il 2050, il che richiederà un aumento del 70% della produzione alimentare rispetto al 2009, secondo la FAO. Allo stesso tempo, il cambiamento climatico mette a rischio la produzione agricola, soprattutto nei paesi già vulnerabili a insicurezza alimentare.

In questo contesto, la ricerca di fonti di cibo sostenibili, ricche di nutrimenti e facilmente accessibili come la farina di grillo diventa fondamentale.

L'idea di ricorrere agli insetti come fonte di cibo può inizialmente sembrare insolita per molti, soprattutto nelle culture occidentali. Tuttavia, la farina di grillo sta diventando sempre più riconosciuta come una possibile soluzione innovativa e sostenibile per affrontare la crescente sfida della sicurezza alimentare globale.

La farina di grillo può essere prodotta in modo efficiente anche in aree con risorse limitate, come i paesi in via di sviluppo, dove la sicurezza alimentare è spesso una sfida maggiore. L'allevamento di grilli può avvenire in spazi ristretti e non richiede terreni agricoli, rendendolo un'opzione potenzialmente rivoluzionaria per le aree urbane o le comunità rurali povere.

Infine, la farina di grillo può essere facilmente incorporata in una varietà di prodotti alimentari, dai panificati e pasta ai bar proteici e bevande, rendendo l'introduzione nella dieta quotidiana più accessibile per i consumatori.

In sintesi, la farina di grillo offre una soluzione potenzialmente efficace e sostenibile per la sicurezza alimentare globale. Con la sua alta densità nutrizionale, la sua produzione sostenibile e la sua versatilità, potrebbe svolgere un ruolo fondamentale nel nutrire una popolazione mondiale in crescita in un modo che rispetta anche il nostro pianeta.

La produzione di farina di grillo è un processo interessante che si rivela incredibilmente sostenibile quando paragonato alle tradizionali fonti di proteine, come il bestiame. La sua efficienza in termini di utilizzo delle risorse e l'impatto ambientale limitato fanno della farina di grillo un'alternativa veramente ecologica.

Per iniziare, consideriamo l'allevamento dei grilli. Gli insetti, a differenza del bestiame, sono poichilotermi, il che significa che non hanno bisogno di spendere energia per mantenere la loro temperatura corporea. Ciò li rende molto efficienti nel convertire il cibo in massa corporea. In termini numerici, per produrre un chilogrammo di proteine di grillo, sono necessari solo 1,7 kg di cibo. Al contrario, per produrre la stessa quantità di proteine di manzo, sono necessari circa 10 kg di cibo.

L'acqua è un'altra risorsa importante da considerare. La produzione di proteine da fonti animali, in particolare la carne rossa, è un processo incredibilmente dispendioso in termini di acqua. Per esempio, per produrre un chilogrammo di manzo, sono necessari circa 15.500 litri di acqua. Al contrario, i grilli richiedono solo una frazione di quella quantità. Per produrre un chilogrammo di proteine di grillo, sono necessari solo circa 2.300 litri di acqua.

In termini di impatto sulla terra, l'allevamento di grilli è anche molto meno dispendioso. I grilli possono essere allevati verticalmente in contenitori sovrapposti, il che significa che possono produrre significativamente più proteine per metro quadrato rispetto al bestiame. Ciò riduce anche la pressione sulle risorse terrestri, limitando la necessità di deforestazione e contribuendo a conservare i preziosi ecosistemi naturali.

Infine, la produzione di farina di grillo ha un impatto molto minore sul cambiamento climatico rispetto alla produzione di carne. I grilli emettono solo una frazione dei gas serra rispetto al bestiame. Secondo la FAO, l'allevamento di grilli produce 80 volte meno metano rispetto alla produzione di carne bovina.

In sintesi, la produzione di farina di grillo risulta essere un processo molto più sostenibile rispetto alle tradizionali fonti di proteine animali. Utilizza significativamente meno risorse, ha un impatto ambientale minore e potrebbe svolgere un ruolo chiave nel nutrire una popolazione mondiale in crescita in un modo più sostenibile.

L'industria della farina di grillo, sebbene relativamente nuova, sta già avendo un impatto significativo sull'economia locale in molte parti del mondo. Questo impatto può essere visto attraverso vari aspetti, tra cui la creazione di posti di lavoro, lo sviluppo di nuove competenze e la stimolazione dell'economia locale.

In primo luogo, la produzione di farina di grillo richiede manodopera. Dall'allevamento dei grilli alla raccolta, lavorazione e confezionamento del prodotto finale, ci sono molteplici fasi che richiedono lavoro umano. Questo ha portato alla creazione di nuovi posti di lavoro, offrendo opportunità di impiego a persone che altrimenti potrebbero non avere altre opzioni. In particolare, in molte aree rurali dove le opportunità di lavoro possono essere limitate, la produzione di farina di grillo offre una nuova via per il sostentamento economico.

In secondo luogo, l'industria della farina di grillo ha anche favorito lo sviluppo di nuove competenze tra la forza lavoro. Le competenze richieste variano dalla conoscenza degli insetti e delle tecniche di allevamento, alla lavorazione degli alimenti, alla gestione delle imprese e al marketing. Queste competenze non solo aiutano le persone a sostenersi nell'industria della farina di grillo, ma sono anche trasferibili ad altre industrie e settori.

Infine, l'industria della farina di grillo può stimolare l'economia locale. Le imprese che producono farina di grillo hanno bisogno di fornitori locali per vari servizi e prodotti, dalla fornitura di alimenti per grilli, alla manutenzione degli impianti di produzione, alla distribuzione del prodotto finale. Inoltre, il reddito guadagnato dai lavoratori nell'industria della farina di grillo viene spesso reinvestito nell'economia locale, contribuendo così al suo sviluppo.

In sintesi, la produzione di farina di grillo ha un potenziale significativo per stimolare l'economia locale, creare posti di lavoro e sviluppare nuove competenze. Nonostante sia ancora in una fase relativamente precoce, l'industria della farina di grillo sta già dimostrando di avere un impatto positivo nelle comunità in cui opera.

Il futuro della farina di grillo nel contesto della sicurezza alimentare sembra essere promettente. Con le tendenze attuali di crescita della popolazione, aumento della domanda di proteine e preoccupazioni per la sostenibilità delle risorse, la farina di grillo è ben posizionata per diventare una componente chiave nel sistema alimentare del futuro.

Il World Resources Institute stima che la domanda di proteine animali raddoppierà entro il 2050. Data la pressione già esistente sulle risorse come terra e acqua, e l'impatto ambientale della produzione di proteine animali, il bisogno di fonti alternative di proteine come la farina di grillo diventa sempre più urgente.

L'industria della farina di grillo ha già mostrato una crescita esponenziale negli ultimi anni. Secondo un rapporto del 2021 di Meticulous Research, il mercato globale della farina di grillo dovrebbe raggiungere i 362,9 milioni di dollari entro il 2027. Questa crescita è spinta dalla crescente consapevolezza della sostenibilità, dall'aumento della domanda di proteine alternative e da una maggiore accettazione culturale del consumo di insetti in molte parti del mondo.

Il potenziale della farina di grillo nel contesto della sicurezza alimentare non si limita solo al suo ruolo come fonte di proteine. I grilli sono anche un'importante fonte di micronutrienti come ferro, zinco e vitamine del gruppo B, che sono essenziali per la salute umana. Inoltre, i grilli possono essere alimentati con sottoprodotti organici e rifiuti alimentari, contribuendo così a ridurre i rifiuti e a creare un sistema alimentare più circolare.

Considerando questi fattori, il ruolo della farina di grillo nella sicurezza alimentare del futuro sembra essere positivo.

In conclusione, la farina di grillo ha il potenziale per svolgere un ruolo chiave nella sicurezza alimentare del futuro. Con la giusta ricerca, innovazione e regolamentazione, potrebbe diventare una soluzione sostenibile e nutritiva per soddisfare la crescente domanda di proteine del nostro pianeta.

10
SFIDE E OPPORTUNITÀ

Sfide Tecniche e di Produzione

Quando si parla di produzione di farina di grillo, non stiamo parlando di un percorso semplice e privo di ostacoli. Questa nuova frontiera dell'agricoltura ha un potenziale enorme, ma come ogni innovazione, presenta delle sfide specifiche, alcune di natura tecnica e altre relative all'aspetto produttivo.

L'allevamento di grilli su larga scala rappresenta un territorio in gran parte inesplorato. In termini di tecniche di allevamento, ci troviamo di fronte a una mancanza di linee guida consolidate. Per esempio,

Cosa mangiano i grilli?

Qual'è la dieta ottimale che assicura un tasso di crescita veloce senza compromettere la qualità nutrizionale del prodotto finale?

Le risposte a queste domande sono ancora in fase di studio e ricerca.

Una sfida connessa è la gestione delle malattie. Come per qualsiasi forma di allevamento, i grilli possono essere vulnerabili a vari tipi di malattie. Senza una comprensione solida di come prevenire o curare queste malattie, potrebbero sorgere problemi di produzione.

E poi c'è la questione del benessere degli insetti. Sebbene i grilli siano invertebrati e non si applichino le stesse norme che regolano il benessere degli animali da allevamento, la ricerca si sta muovendo verso una migliore comprensione delle esigenze comportamentali e fisiologiche dei grilli. Gli allevatori sono chiamati a garantire condizioni di vita ottimali, non solo per questioni etiche, ma anche per garantire una produzione di alta qualità.

In termini di processi di produzione, i grilli devono essere trasformati in farina. Questo implica un processo di uccisione, disidratazione e macinazione, che deve essere condotto in modo da conservare la qualità delle proteine e garantire la sicurezza alimentare. Al momento, i costi associati a questo processo sono ancora relativamente alti, e ci sono opportunità per l'innovazione e l'ottimizzazione.

Infine, c'è l'impatto ambientale. Sebbene l'allevamento di grilli sia molto più efficiente rispetto a molte altre fonti di proteine in termini di utilizzo di risorse, vi è ancora una certa quantità di consumo di energia, specialmente per il riscaldamento necessario per la crescita dei grilli. Minimizzare questo impatto attraverso l'uso di energie rinnovabili o l'implementazione di tecniche di allevamento più efficienti dal punto di vista energetico è un'altra sfida importante.

In conclusione, l'innovazione e la ricerca continueranno a essere fondamentali per superare queste sfide tecniche e di produzione. Ma con l'urgenza sempre maggiore di trovare soluzioni sostenibili per nutrire la popolazione globale, l'industria della farina di grillo è pronta ad accettare queste sfide e a lavorare per trasformare le difficoltà in opportunità.

Barriere Culturali e di Percezione

A dispetto delle sfide tecniche e di produzione, forse uno degli ostacoli più grandi al successo della farina di grillo si trova nel campo della percezione culturale. Mentre in molte parti del mondo, come l'Africa, l'Asia e l'America Centrale, il consumo di insetti è una tradizione consolidata, nelle culture occidentali l'idea di mangiare insetti è spesso accompagnata da una certa riluttanza.

La "entomofobia", ovvero la paura o l'avversione per gli insetti, è radicata profondamente nella psiche di molte persone. Questo, unito alla mancanza di familiarità con l'uso di insetti come fonte di cibo, rende la farina di grillo un prodotto che molti consumatori occidentali guardano con sospetto.

Ma qui entra in gioco l'ingegnosità del marketing e l'educazione del consumatore. Non è necessario che i consumatori vedano o riconoscano i grilli nel prodotto finale. La farina di grillo può essere incorporata in prodotti alimentari familiari, come barrette proteiche, biscotti o pasta, senza che sia evidente la sua presenza. Questo permette di superare le barriere iniziali e di introdurre gradualmente l'idea del consumo di insetti.

L'educazione gioca anche un ruolo fondamentale in questo processo. Raccontare la storia della sostenibilità, dei benefici nutrizionali e del potenziale per la sicurezza alimentare della farina di grillo può aiutare a cambiare la percezione dei consumatori. Anche la degustazione e l'esposizione a prodotti di alta qualità possono contribuire a superare le barriere culturali.

Guardiamo ad esempio il caso della Thailandia, dove un'azienda chiamata 'Bugsolutely' ha avuto successo nella produzione di pasta fatta con farina di grillo. Nonostante l'iniziale scetticismo, la società ha trovato un mercato sia a livello locale che internazionale, puntando sulla sostenibilità e sui benefici nutrizionali dei loro prodotti.

Inoltre, l'industria culinaria di alto livello ha cominciato a sperimentare con insetti come ingrediente gourmet, con chef stellati che includono piatti a base di insetti nei loro menu. Questo ha contribuito a dare agli insetti un'immagine di novità e di avanguardia, e a stimolare la curiosità dei consumatori.

Mentre le barriere culturali e di percezione possono rappresentare una sfida significativa, l'innovazione nel marketing e nell'educazione del consumatore possono trasformare questa sfida in un'opportunità, aprendo la strada per l'accettazione di questa nuova e promettente fonte di proteine.

Opportunità di Mercato e Innovazione

Malgrado le sfide tecniche, di produzione e culturali, il mercato della farina di grillo presenta un'enorme potenziale di opportunità e innovazione. L'ampio spettro di applicazioni della farina di grillo, unito al desiderio dei consumatori di trovare fonti di proteine sostenibili e etiche, sta creando un terreno fertile per nuovi prodotti e soluzioni innovative.

Tra le innovazioni più entusiasmanti, c'è la possibilità di creare nuovi prodotti alimentari che uniscano sostenibilità, nutrizione e buon gusto. Immagina yogurt arricchiti con proteine di grillo, pane con extra fibra e proteine provenienti dai grilli, o snack a base di farina di grillo, confezionati per la comodità dei consumatori on-the-go. Questi prodotti possono facilmente trovare spazio nelle diete dei consumatori, senza richiedere drastiche modifiche alle abitudini alimentari.

Ma la farina di grillo ha potenziale anche al di fuori del settore alimentare. Immagina l'utilizzo della farina di grillo in alimenti per animali domestici o addirittura in mangimi per l'acquacoltura. Gli studi hanno già dimostrato che i grilli possono fornire un'ottima fonte di proteine per pesci e polli, riducendo la dipendenza da fonti di proteine più tradizionali e meno sostenibili come il pesce da foraggio.

L'innovazione non si ferma alle applicazioni di prodotto. Nuove tecnologie possono essere sviluppate per migliorare l'efficienza della produzione di grilli, per esempio attraverso l'automazione o la genetica. Allo stesso modo, nuovi modelli di business possono sorgere, come l'agricoltura urbana di grilli o le cooperative di piccoli produttori.

Un esempio innovativo è quello dell'azienda finlandese **'EntoCube'**, che ha sviluppato container per l'allevamento di grilli. Questi container possono essere posizionati quasi ovunque, rendendo la produzione di grillo più accessibile e riducendo i costi di trasporto e le emissioni.

Le opportunità di mercato e l'innovazione nel settore della farina di grillo sono immense. Dalle nuove applicazioni di prodotto, alle tecnologie di produzione, fino ai modelli di business, c'è un mondo di possibilità che aspetta solo di essere esplorato. Come in ogni settore emergente, ci saranno sfide, ma con le giuste strategie e un approccio innovativo, il futuro della farina di grillo sembra molto promettente.

Collaborazioni e Partnership

Per navigare in un settore emergente e complesso come quello della farina di grillo, le collaborazioni e le partnership possono rappresentare un elemento chiave per accelerare lo sviluppo e superare le sfide.

Nell'industria alimentare, le aziende possono collaborare con produttori di farina di grillo per sviluppare nuovi prodotti, testare nuovi mercati e educare i consumatori. Per esempio, un produttore di snack potrebbe lavorare con un produttore di farina di grillo per sviluppare una linea di snack proteici a base di farina di grillo. Insieme, potrebbero organizzare degustazioni, eventi promozionali e campagne di marketing per sensibilizzare i consumatori e stimolare la domanda.

Ma le collaborazioni non si limitano solo all'industria alimentare. I produttori di farina di grillo possono lavorare anche con ricercatori per migliorare le tecniche di allevamento, la genetica dei grilli, o le tecnologie di trasformazione. Le università e i centri di ricerca possono fornire l'expertise scientifica e tecnologica necessaria per superare le sfide tecniche e di produzione.

Un altro attore fondamentale può essere rappresentato dalle organizzazioni non governative (ONG). Queste possono svolgere un ruolo cruciale nel supportare lo sviluppo del settore, ad esempio attraverso programmi di formazione per i piccoli produttori, campagne di sensibilizzazione per i consumatori, o lobby per l'adeguamento dei regolamenti.

Un esempio di tale collaborazione può essere visto con l'ONG belga **"Little Food"**, che ha collaborato con università e produttori locali per promuovere l'allevamento di grilli come soluzione sostenibile per la produzione di proteine. Il loro lavoro ha portato alla modifica della legislazione europea sul consumo di insetti, aprendo la strada a nuove opportunità di mercato.

Le collaborazioni e le partnership possono rappresentare una leva potente per accelerare lo sviluppo del settore della farina di grillo. Attraverso la collaborazione, diverse competenze e risorse possono essere unite per superare le sfide, sfruttare le opportunità e accelerare il cambiamento verso un sistema alimentare più sostenibile e resiliente.

Formazione e Istruzione

L'istruzione e la formazione giocano un ruolo fondamentale nel promuovere l'industria della farina di grillo e nel preparare la forza lavoro per questo settore in crescita.

In primo luogo, l'educazione del consumatore è essenziale per superare le barriere culturali e le percezioni negative legate al consumo di insetti. Non si tratta solo di informare i consumatori sui benefici nutrizionali e ambientali della farina di grillo, ma anche di dimostrare come può essere utilizzata in modo gustoso e creativo in cucina. Lezioni di cucina, dimostrazioni, ricettari e video online possono essere utilizzati per ispirare e educare i consumatori su come utilizzare la farina di grillo nei loro pasti quotidiani.

Per esempio, a Bangkok, la Scuola di Cucina Insetti offre corsi su come cucinare con gli insetti, mentre in Olanda, il ristorante **The Insect Bar** organizza workshop per mostrare come gli insetti possono essere integrati in piatti deliziosi e nutrizionalmente ricchi.

In secondo luogo, la formazione è fondamentale per preparare la forza lavoro per l'industria in crescita della farina di grillo.

Questo può variare dalla formazione tecnica su come allevare e trasformare i grilli, alla formazione commerciale su come gestire un'impresa nel settore alimentare.

L'Università di **Wageningen** nei Paesi Bassi, ad esempio, offre un corso intitolato **"Insect Rearing"** che copre aspetti pratici e teorici dell'allevamento di insetti per la produzione alimentare e di mangimi. Allo stesso modo, l'ONG **Little Herds** negli Stati Uniti offre programmi educativi per insegnare agli studenti le competenze necessarie per lavorare nell'industria degli insetti.

L'istruzione e la formazione possono aiutare a superare le barriere culturali e di percezione, a preparare la forza lavoro per l'industria in crescita della farina di grillo e a guidare l'innovazione nel settore.

Sono elementi chiave per accelerare l'accettazione della farina di grillo come fonte di proteine sostenibile e per garantire la crescita e lo sviluppo sostenibile del settore.

Conclusione: Le Prossime Sfide

Alla fine del nostro viaggio tra le sfide e le opportunità dell'industria della farina di grillo, emerge un quadro chiaro e vibrante di un settore che ha il potenziale per affrontare molte delle questioni più pressanti del nostro tempo, come la sicurezza alimentare, la sostenibilità ambientale e l'innovazione economica.

Le sfide tecniche e di produzione, pur essendo impegnative, rappresentano aree di progresso continuo, con nuove tecniche di allevamento, processi di trasformazione e misure di benessere degli insetti in sviluppo. Ciò si traduce in un miglioramento continuo delle pratiche, alimentando l'innovazione e aumentando l'efficienza del settore.

Le barriere culturali e di percezione, pur essendo significative, non sono insormontabili. Come abbiamo visto, l'educazione, l'informazione e la presentazione di nuovi prodotti attraenti sono strumenti efficaci per cambiare le attitudini dei consumatori verso la farina di grillo e la sua accettazione come fonte alimentare.

Le opportunità di mercato e l'innovazione sono vastissime, con un'ampia gamma di nuovi prodotti e applicazioni in sviluppo. Questo, insieme a collaborazioni e partnership strategiche, offre enormi possibilità per lo sviluppo del settore.

La formazione e l'istruzione, fondamentali per la preparazione della forza lavoro e per informare i consumatori, stanno iniziando a essere integrate in programmi di studio e iniziative formative, sostenendo così lo sviluppo del settore.

Mentre guardiamo al futuro, è chiaro che l'industria della farina di grillo è pronta ad affrontare le sfide e ad abbracciare le opportunità che si presentano. Nonostante le difficoltà, l'ottimismo è forte e le potenzialità per un futuro sostenibile, resiliente e innovativo sono enormi. Con impegno, collaborazione e ingegnosità, il futuro dell'industria della farina di grillo promette di essere luminoso.

11
ETICA E CONSIDERAZIONI SUL BENESSERE DEGLI INSETTI

L'industria della farina di grillo, come qualsiasi altro settore agricolo o alimentare, è soggetta a questioni di etica e benessere degli animali. <u>Gli insetti, pur non essendo tradizionalmente considerati nelle discussioni sul benessere degli animali, hanno diritto a considerazioni etiche analoghe a quelle di qualsiasi altra forma di vita.</u> Questo capitolo esplorerà le complesse questioni etiche che circondano la produzione di farina di grillo, ponendo particolare attenzione sul benessere degli insetti durante il loro allevamento, la raccolta e la trasformazione in farina.

La definizione di "benessere degli insetti" è un campo ancora relativamente nuovo e non esiste una definizione univocamente accettata. Tuttavia, ci sono diversi principi chiave che gli scienziati e i ricercatori stanno cominciando a considerare quando si parla del benessere degli insetti.

In prima istanza, il benessere degli insetti può essere considerato in termini di **"Cinque Libertà"**, un concetto originariamente sviluppato per gli animali da allevamento.

Queste cinque libertà includono la **libertà da fame e sete**; da **disagio**; da **dolore, lesioni e malattie**; dalla **paura e dall'angoscia**; e la **libertà di esprimere un comportamento normale**. Mentre questi principi possono non tradursi direttamente nel contesto degli insetti, forniscono un quadro di riferimento utile per considerarne il benessere.

Secondariamente, il benessere degli insetti può essere considerato in termini di **"qualità della vita"**, che considera non solo l'assenza di sofferenza, ma anche la presenza di esperienze positive. Questo potrebbe includere l'accesso a un ambiente che stimola comportamenti naturali, come la possibilità per i grilli di saltare e di esplorare.

Per quanto riguarda la misurazione del benessere degli insetti, questa è una sfida ancora più grande. Gli insetti non possono comunicare la loro esperienza in modo che gli umani possano capire facilmente, e ci sono ancora molte incognite sulla coscienza e la percezione del dolore negli insetti. Tuttavia, i ricercatori stanno esplorando metodi come l'osservazione del comportamento, la misurazione dei livelli di stress attraverso indicatori biochimici, e l'analisi delle condizioni di vita per fornire un quadro del benessere degli insetti.

Ad esempio, se un grillo è continuamente in un ambiente in cui non può esprimere comportamenti naturali, o se mostra segni di stress come un elevato tasso di mortalità o un comportamento anormale, questi possono essere indicatori di un basso benessere. D'altra parte, grilli che sono in grado di esprimere comportamenti naturali, e che mostrano segni di salute e vitalità, possono essere considerati come aventi un alto benessere.

In sintesi, il benessere degli insetti è un concetto complesso e multidimensionale che va oltre la semplice assenza di sofferenza. Richiede una considerazione attenta dell'ambiente di vita dell'insetto, del suo comportamento e della sua salute fisica, e delle sue potenziali esperienze emotive. Mentre il campo è ancora in fase di sviluppo, è chiaro che le considerazioni sul benessere degli insetti svolgeranno un ruolo cruciale nel modellare il futuro dell'industria della farina di grillo.

L'etica nell'allevamento di insetti per la produzione di cibo è un terreno complesso e spesso debattuto. Con il crescente riconoscimento del ruolo cruciale che gli insetti possono svolgere nella sicurezza alimentare globale e nella sostenibilità ambientale, è fondamentale considerare le implicazioni etiche associate a queste pratiche.

Una delle questioni chiave riguarda il **concetto di sofferenza**. Mentre gli insetti non possiedono un sistema nervoso complesso come quello dei mammiferi, esiste un crescente corpo di ricerche scientifiche che suggerisce che potrebbero comunque avere la capacità di percepire il dolore o lo stress. Ad esempio, alcuni studi hanno mostrato che i grilli possono mostrare segni di stress quando esposti a condizioni avverse. Se gli insetti possono effettivamente provare dolore o stress, ciò solleva questioni etiche significative riguardo alle pratiche di allevamento e abbattimento.

Un altro problema etico è quello del consenso. Gli insetti, come altre forme di vita, non hanno la capacità di dare o negare il consenso al loro uso come fonte di cibo. Alcuni filosofi animalisti sostengono che l'uso di esseri viventi come risorse senza il loro consenso è fondamentalmente ingiusto. Tuttavia, altri argomentano che la questione del consenso può essere meno rilevante nel caso degli insetti, data la loro mancanza di consapevolezza di sé.

Infine, l'uccisione di esseri viventi per il consumo umano è una questione etica di vasta portata che si applica non solo agli insetti, ma a tutte le forme di allevamento animale. Mentre alcuni sostengono che l'uccisione di insetti è meno problematica rispetto all'uccisione di animali più grandi e complessi, altri sostengono che tutte le forme di vita meritano rispetto e considerazione.

<u>La chiave per affrontare queste questioni etiche è l'apertura del dialogo e la ricerca continua.</u> Dobbiamo sforzarci di capire meglio le esperienze degli insetti e lavorare per sviluppare metodi di allevamento e abbattimento che minimizzino la sofferenza potenziale. Inoltre, dobbiamo riflettere attentamente sui nostri valori e sulle nostre azioni come società, e cercare modi per bilanciare le esigenze della sicurezza alimentare e della sostenibilità con il rispetto per tutte le forme di vita.

Capire come le pratiche di allevamento attuali influenzano il benessere dei grilli è fondamentale per assicurare un approccio etico alla produzione di farina di grillo. I grilli sono insetti gregari, il che significa che tendono a vivere in grandi gruppi. Questa tendenza gregaria è spesso utilizzata nei sistemi di allevamento per ridurre lo spazio necessario e aumentare l'efficienza produttiva.

Un aspetto di rilievo nel benessere dei grilli è la temperatura. I grilli sono insetti ectotermici, il che significa che la loro temperatura corporea è influenzata dall'ambiente circostante. Questo li rende particolarmente sensibili alle variazioni di temperatura e umidità. Un ambiente troppo freddo o troppo caldo può causare stress e influire negativamente sulla loro salute e benessere. Pertanto, è essenziale monitorare attentamente la temperatura e l'umidità nei sistemi di allevamento.

Un altro aspetto fondamentale è l'alimentazione. Proprio come noi, i grilli necessitano di una dieta bilanciata per essere in salute. Essi devono avere accesso a cibo e acqua puliti e nutritivi. L'alimentazione dei grilli dovrebbe essere adeguata al loro stadio di sviluppo, dato che le esigenze nutrizionali possono variare tra le diverse fasi della vita.

Infine, le tecniche di abbattimento sono un altro aspetto critico del benessere dei grilli. Attualmente, il metodo più comune di abbattimento è l'esposizione a bassa temperatura, che induce un coma ipotermico seguito da morte. Nonostante sia considerato il metodo più umano disponibile, è necessario ulteriore ricerca per determinare l'effetto reale di questo processo sulla percezione del grillo.

In sintesi, per garantire il benessere degli insetti negli allevamenti, dobbiamo considerare attentamente le loro esigenze specifiche e lavorare continuamente per migliorare le pratiche di allevamento e abbattimento.

Migliorare il benessere degli insetti è un'impresa che richiede un approccio olistico, coinvolgendo la scienza, l'etica e la pratica. Il benessere degli insetti, in particolare dei grilli destinati alla produzione di farina, è fortemente legato alle condizioni di allevamento e ai metodi di abbattimento. Ogni passo di questo processo presenta opportunità per migliorare e ottimizzare le pratiche in un modo che rispetti il benessere degli insetti.

Per iniziare, il miglioramento delle condizioni di vita è un aspetto cruciale del benessere degli insetti. Le condizioni ottimali includono una temperatura e umidità adeguate, cibo nutritivo e spazio sufficiente per consentire il comportamento normale dei grilli. La ricerca ha dimostrato che i grilli sono più robusti, produttivi e in grado di produrre farina di qualità superiore quando sono allevati in condizioni adeguate. In particolare, un recente studio pubblicato sulla rivista **"Insect Science and its Application"** ha evidenziato come l'umidità relativa dell'ambiente di crescita possa influenzare la salute e la produttività dei grilli.

Inoltre, l'abbattimento umano è un'altra area chiave per migliorare il benessere degli insetti. Recenti ricerche suggeriscono che ci possono essere metodi più umani e meno stressanti. Alcune aziende pionieristiche stanno sperimentando metodi alternativi, come l'uso di gas inerti, che possono causare una perdita di coscienza più rapida e meno stressante per gli insetti.

Mentre ci sforziamo di migliorare il benessere degli insetti, è fondamentale mantenere un dialogo aperto e onesto su queste questioni. Solo attraverso la comprensione e l'adattamento alle esigenze degli insetti, siamo in grado di costruire un'industria alimentare più etica e sostenibile. Alla luce di queste considerazioni, è altrettanto importante che i consumatori, i produttori e i regolatori lavorino insieme per assicurare che il benessere degli insetti sia al centro delle decisioni relative alla produzione di farina di grillo.

Esaminare il panorama regolamentare che circonda l'allevamento di insetti per la produzione alimentare è un elemento fondamentale per capire il contesto attuale in cui l'industria della farina di grillo opera. Queste leggi e linee guida svolgono un ruolo cruciale nel garantire sia il benessere degli insetti che la sicurezza dei consumatori.

A livello globale, l'industria degli insetti commestibili è ancora relativamente nuova e, di conseguenza, le normative variano ampiamente da un paese all'altro. In molti paesi, non esistono ancora normative specifiche che riguardano l'allevamento di insetti per la produzione alimentare, e la farina di grillo è regolamentata nel contesto delle norme più ampie sulla sicurezza alimentare.

Nonostante questi progressi, rimane molto da fare per garantire che le leggi e le linee guida siano complete, rispettose del benessere degli insetti e applicate in modo coerente.

La scienza può giocare un ruolo cruciale in questo ambito, fornendo informazioni basate sull'evidenza per informare le decisioni politiche. Ad esempio, la ricerca può aiutare a identificare i metodi di allevamento e abbattimento che minimizzano lo stress per gli insetti e assicurano un prodotto finale di alta qualità. Allo stesso tempo, è essenziale che le voci dei produttori, dei consumatori e degli esperti in etica animale siano incluse in queste discussioni, in modo da equilibrare le esigenze di tutte le parti interessate.

In conclusione, mentre l'industria della farina di grillo continua a crescere e maturare, la necessità di un solido quadro normativo che garantisca il benessere degli insetti diventa sempre più urgente. Questo richiederà uno sforzo congiunto di tutte le parti interessate per creare un settore che sia non solo sostenibile e redditizio, ma anche rispettoso degli insetti che ne sono alla base.

Il benessere degli insetti e le questioni etiche non sono solo importanti da un punto di vista morale, ma hanno anche implicazioni concrete per l'industria della farina di grillo. In effetti, il modo in cui un'azienda affronta queste questioni può influenzare profondamente la sua reputazione, la sua accettazione da parte dei consumatori e, alla fine, il suo successo commerciale.

In primo luogo, prendersi cura del benessere degli insetti è fondamentale per garantire la qualità del prodotto finale. Gli insetti allevati in condizioni ottimali - con accesso a cibo e acqua adeguati, temperature confortevoli e spazio sufficiente - tendono a essere più sani e a produrre farina di migliore qualità. Questo può contribuire a migliorare la reputazione dell'azienda e ad attrarre consumatori che sono disposti a pagare di più per prodotti di alta qualità.

Inoltre, affrontare le questioni etiche può aiutare le aziende a guadagnare la fiducia dei consumatori. In un'epoca in cui sempre più persone si preoccupano dell'origine del loro cibo e delle condizioni in cui viene prodotto, le aziende che dimostrano un impegno verso il benessere degli insetti possono distinguersi. Ad esempio, possono scegliere di essere trasparenti sulle loro pratiche di allevamento, di aderire a norme etiche rigorose e di cercare certificazioni che attestino il loro impegno. Questo può non solo attrarre consumatori eticamente consapevoli, ma anche facilitare l'ingresso in mercati in cui tali norme sono richieste.

Infine, prendere sul serio le considerazioni etiche e di benessere degli insetti può aiutare l'industria a prevenire potenziali problemi futuri. Ad esempio, può evitare critiche pubbliche o regolamentazioni restrittive che potrebbero emergere se le condizioni di allevamento fossero ritenute inadeguate. Al contrario, un'industria proattiva nel garantire il benessere degli insetti può contribuire a guidare lo sviluppo di regolamentazioni adeguate e basate sull'evidenza.

Le considerazioni etiche e di benessere degli insetti non sono solo una questione di "fare la cosa giusta", ma possono anche avere benefici tangibili per l'industria della farina di grillo. Con un impegno sincero verso queste questioni, l'industria può aiutare a costruire un futuro in cui la farina di grillo è non solo una fonte di proteine sostenibile e nutriente, ma anche prodotta in un modo che rispetta la vita degli insetti.

I casi di studio possono essere strumenti estremamente potenti per illustrare le buone pratiche, soprattutto in un settore emergente come quello della farina di grillo. Esistono diverse aziende e studi di ricerca che si sono distinti per i loro sforzi nel garantire il benessere degli insetti.

Prendiamo ad esempio la startup europea, **"Bugsolutely"**. Questa azienda si è distinta non solo per l'innovazione dei suoi prodotti a base di farina di grillo, ma anche per il suo impegno nel garantire il benessere degli insetti. L'allevamento dei grilli avviene in condizioni ottimali, con un controllo rigoroso delle condizioni ambientali e una nutrizione bilanciata. La compagnia è anche trasparente riguardo alle sue pratiche, permettendo ai consumatori di vedere di prima mano come vengono allevati i grilli.

Altrettanto rilevante è il lavoro svolto da ricercatori della **Wageningen University**, nei Paesi Bassi. Questo istituto di ricerca ha condotto numerosi studi sul benessere degli insetti, inclusi i grilli. Tra i loro risultati più significativi, hanno identificato metodi di abbattimento più umani e sviluppato linee guida per l'ottimizzazione delle condizioni di allevamento.

Infine, è degno di nota il lavoro svolto da **"Grilo Protein"**, un'azienda brasiliana. Questa società ha introdotto un modello di business innovativo che coinvolge piccoli agricoltori locali nell'allevamento dei grilli, offrendo loro formazione e supporto. Questo approccio non solo garantisce il benessere degli insetti, ma contribuisce anche allo sviluppo economico delle comunità rurali.

Questi sono solo alcuni esempi di come le considerazioni sul benessere degli insetti stiano diventando una parte fondamentale del settore della farina di grillo. Tuttavia, c'è ancora molto da fare per garantire che queste pratiche diventino la norma piuttosto che l'eccezione.

Mentre questo capitolo giunge al termine, è essenziale sottolineare l'importanza delle questioni etiche e del benessere degli insetti nel contesto dell'industria della farina di grillo. È chiaro che, nonostante i molti vantaggi di questa nuova fonte di proteine, c'è una necessità vitale di prendere in considerazione il benessere degli insetti nelle nostre pratiche di allevamento e produzione.

Abbiamo esplorato come il concetto di "benessere degli insetti" sia un campo relativamente nuovo e in continua evoluzione, richiedendo ulteriori ricerche per definire standard precisi e misurabili. Abbiamo discusso delle sfide etiche inerenti all'uso di insetti come fonte di cibo, evidenziando l'importanza del rispetto per tutte le forme di vita nel nostro desiderio di sicurezza alimentare e sostenibilità.

Abbiamo analizzato le pratiche di allevamento attuali, evidenziando la necessità di miglioramenti continui per ottimizzare le condizioni di vita degli insetti e garantire metodi di abbattimento umani. Abbiamo riflettuto sulle implicazioni di queste questioni per l'industria della farina di grillo, evidenziando le potenziali opportunità per coloro che abbracciano l'etica e il benessere degli insetti come parte centrale del loro modello di business.

E infine, attraverso una serie di casi di studio, abbiamo visto che esistono già aziende e ricercatori che stanno guidando il cammino verso pratiche più etiche e rispettose del benessere degli insetti. Tuttavia, c'è ancora molta strada da fare.

Guardando al futuro, è chiaro che le questioni di etica e benessere degli insetti continueranno a svolgere un ruolo cruciale nell'industria della farina di grillo. Man mano che l'industria cresce e si evolve, sarà essenziale continuare a mettere in discussione, adattare e migliorare le nostre pratiche per garantire che il rispetto per il benessere degli insetti rimanga al centro della produzione di farina di grillo. Con una considerazione attenta e un impegno per l'innovazione etica, l'industria della farina di grillo può davvero diventare un modello di sostenibilità e rispetto per la vita.

12
IL FUTURO DELLA FARINA DI GRILLI

Con il passare dei capitoli, abbiamo esplorato l'evoluzione storica dell'entomofagia, il processo di produzione della farina di grilli, i suoi benefici nutrizionali, la sua integrazione nella dieta e l'impatto ambientale. Adesso, è il momento di guardare al futuro. Quali sono le sfide e le opportunità che attendono l'industria della farina di grilli? In che modo può influenzare la sicurezza alimentare globale? E come può fungere da catalizzatore per un futuro alimentare più equo?

Partiamo dalle sfide. Come abbiamo visto nei capitoli precedenti, l'industria della farina di grilli deve affrontare una serie di ostacoli. Tra questi, vi sono le barriere culturali e psicologiche, i costi di produzione, la necessità di innovazione tecnologica e l'adeguamento alle normative alimentari. Ogni sfida rappresenta un potenziale ostacolo alla crescita del settore, ma allo stesso tempo, offre opportunità per l'innovazione e l'evoluzione.

Nonostante queste sfide, le opportunità per l'industria della farina di grilli sono enormi. Con la crescente consapevolezza dei problemi ambientali e di sicurezza alimentare, sempre più consumatori stanno cercando alternative sostenibili e nutrienti alla carne. Questa tendenza, combinata con la crescente popolazione mondiale e la necessità di fonti di proteine più efficienti, potrebbe creare una domanda senza precedenti per la farina di grilli.

Una delle implicazioni più significative della farina di grilli riguarda la sicurezza alimentare globale. Con le previsioni che indicano una popolazione mondiale di quasi 10 miliardi di persone entro il 2050, la questione di come nutrire tutti in modo sostenibile è più urgente che mai. La farina di grilli, con la sua alta efficienza produttiva e il suo basso impatto ambientale, potrebbe svolgere un ruolo chiave nella risposta a questa sfida.

Ma il potenziale della farina di grilli non si limita alla sicurezza alimentare. Potrebbe anche fungere da catalizzatore per un futuro alimentare più equo. <u>Oggi, il sistema alimentare globale è caratterizzato da profonde disuguaglianze</u>. Miliardi di persone soffrono di malnutrizione, mentre l'obesità è in aumento in molti paesi. Nel frattempo, <u>la produzione alimentare contribuisce in modo significativo al cambiamento climatico e alla perdita di biodiversità</u>. La farina di grilli, grazie alla sua efficienza e sostenibilità, potrebbe aiutare a costruire un sistema alimentare più equo, nutrendo le persone senza compromettere il pianeta.

In conclusione, sebbene l'industria della farina di grilli debba affrontare diverse sfide, il suo futuro appare promettente. Con la giusta combinazione di innovazione, regolamentazione e sensibilizzazione, questo ingrediente ha il potenziale per rivoluzionare il nostro sistema alimentare, contribuendo a garantire la sicurezza alimentare globale e a promuovere un futuro alimentare più equo.

13
CONCLUSIONI

Eccoci quindi arrivati alla fine di questo incredibile viaggio, un percorso che ci ha portato dalle antiche civiltà fino al futuro dell'alimentazione umana. Abbiamo esplorato insieme una nuova frontiera del cibo, la farina di grilli, che si preannuncia come un vero e proprio game-changer nel panorama dell'alimentazione sostenibile. Ma la nostra avventura non finisce qui, anzi, si potrebbe dire che stia solo iniziando.

Perché, se è vero che abbiamo appena solcato la superficie di questo nuovo mondo, è altrettanto vero che le potenzialità sono immense e solo in parte esplorate. La farina di grilli rappresenta una delle risposte più promettenti alle sfide che l'umanità si troverà ad affrontare nel prossimo futuro: garantire cibo per tutti in modo sostenibile, riducendo al contempo l'impatto ambientale della produzione alimentare.

E noi, come consumatori, abbiamo un ruolo chiave in tutto ciò. Siamo noi che possiamo dare forma al futuro del cibo, con le nostre scelte e i nostri comportamenti. Accettare e promuovere fonti alternative di cibo come la farina di grilli non è solo un atto di responsabilità verso il pianeta, ma anche un'opportunità di crescita personale, di scoperta e di avventura

<u>culinaria</u>.

Perciò, apriamo la mente e il palato a questa nuova realtà, sperimentiamo e assaggiamo, ma soprattutto, <u>informiamoci e facciamo informazione, perché la conoscenza è il primo passo per un cambiamento consapevole</u>. E iniziamo da qui, dalla conclusione del nostro libro, che non è altro che l'inizio di un percorso che tutti noi, insieme, possiamo e dobbiamo intraprendere.

Un Cambiamento Necessario: Accettare le Fonti Alternative di Cibo

Siamo giunti a un bivio nella storia del nostro sistema alimentare. Da un lato, abbiamo un sistema alimentare che contribuisce notevolmente al cambiamento climatico, alla deforestazione e alla perdita di biodiversità. Dall'altro, abbiamo la necessità di nutrire una popolazione mondiale in crescita in modo sostenibile. Per risolvere questo dilemma, è indispensabile che accettiamo e adottiamo fonti alternative di cibo, come la farina di grilli.

La farina di grilli, come abbiamo visto, è una fonte di proteine molto efficiente in termini di risorse, con un impatto ambientale significativamente inferiore rispetto a molte altre fonti di proteine. Può aiutare a ridurre la nostra dipendenza da fonti di proteine più impattanti, come la carne di manzo e il pollame, e può contribuire a un futuro alimentare più sostenibile e resiliente.

Il Ruolo dei Consumatori nel Plasmare il Futuro Alimentare

Ma per realizzare questo futuro, i consumatori devono svolgere un ruolo attivo. Ogni volta che facciamo una scelta alimentare, stiamo contribuendo a plasmare il futuro del nostro sistema alimentare. Scegliendo di includere la farina di grilli nella nostra dieta, possiamo contribuire a ridurre la nostra impronta ecologica, a promuovere la sicurezza alimentare e a spingere l'industria alimentare verso pratiche più sostenibili.

Tuttavia, i consumatori da soli non possono realizzare questo cambiamento. Ci vogliono anche politiche favorevoli, ricerca e innovazione, e impegno da parte dell'industria alimentare.

L'Appello all'Azione: Passi Pratici per Incentivare il Consumo di Farina di Grilli

Cosa possiamo fare, quindi, come singoli individui per promuovere la farina di grilli? Ecco alcuni passi pratici:

- **Informarsi e Informare:** La conoscenza è il primo passo. Informarsi sulle questioni legate alla sicurezza alimentare e alla sostenibilità, e sull'importanza delle fonti alternative di cibo come la farina di grilli. Poi, condividere questa conoscenza con gli amici, la famiglia e i colleghi.

- **Provare la Farina di Grilli:** La migliore maniera per capire il potenziale della farina di grilli è provarla. Esistono molte ricette online per aiutarci a iniziare.

- **Sostenere i Produttori di Farina di Grilli:** Scegliere di comprare prodotti che contengono farina di grilli quando possibile e sostenere le aziende che si impegnano per la sostenibilità.

- **Richiedere la Farina di Grilli:** Chiedere ai negozi locali e ai ristoranti di includere prodotti con farina di grilli nel loro assortimento può contribuire a aumentare la disponibilità e la visibilità di questi prodotti.

Nella conclusione del nostro viaggio, ci ritroviamo di fronte alla sfida e all'opportunità di contribuire a un futuro alimentare più sostenibile.

La farina di grilli ci offre una possibilità concreta di fare una scelta alimentare che è buona per noi, per il pianeta, e per le future generazioni.

Ora, tocca a noi cogliere questa opportunità.

14
CASI DI STUDIO

I profili di alcuni chef di spicco e aziende innovative che stanno sfruttando il potenziale della farina di grilli. Questi pionieri della cucina stanno creando piatti straordinari e rivoluzionando l'industria alimentare, dimostrando al mondo che l'entomofagia può essere non solo sostenibile, ma anche deliziosa.

Scopriremo le loro storie, le sfide che hanno affrontato e come hanno superato le barriere culturali e psicologiche per portare la farina di grilli nel mainstream.

Chef di spicco e aziende che sfruttano il potenziale della farina di grilli:

- **José Andrés**: è uno chef spagnolo di fama mondiale, noto per la sua influenza innovativa nella gastronomia contemporanea. Nato nel 1969 a Mieres, in Spagna, Andrés si è formato come chef all'Istituto di Formazione Professionale "La Laboral" in Spagna. All'età di 21 anni, si è trasferito negli Stati Uniti e ha cominciato a lavorare in diversi ristoranti. Nel 2003, Andrés ha aperto il ristorante "Oyamel" a Washington DC. Oyamel è noto per il suo menù messicano unico e innovativo. Qui,

Andrés ha introdotto i grilli come componente del suo menu, preparandoli in vari modi e incorporandoli in diverse ricette. Inizialmente, il suo pubblico era un po' riluttante ad accettare i grilli come un alimento. Tuttavia, grazie alla sua maestria culinaria e all'uso di tecniche innovative, Andrés è riuscito a presentare i grilli in modo tale da renderli attraenti e appetitosi per i suoi clienti. La sua capacità di trasformare un ingrediente ritenuto "strano" in qualcosa di delizioso ha avuto un ruolo fondamentale nell'aumentare l'accettazione dei grilli come una valida risorsa alimentare. Oggi, José Andrés è riconosciuto non solo per la sua capacità di creare piatti straordinari, ma anche per il suo ruolo nella promozione di una cucina sostenibile e nella sfida ai tradizionali confini della gastronomia. Il suo impegno nel far accettare ai suoi clienti la farina di grilli nel menu del suo ristorante dimostra il suo impegno nella promozione di fonti di proteine alternative e sostenibili.

Alex Atala: è uno chef di fama mondiale originario del Brasile, noto per la sua capacità di combinare tradizione e innovazione nella sua cucina. Nato nel 1968 a San Paolo, in Brasile, Atala ha iniziato la sua formazione culinaria in Belgio, presso l'École Hôtelière de Namur. Tornato in Brasile negli anni '90, Atala ha aperto il suo ristorante "D.O.M." nel 1999. Il ristorante è presto diventato famoso per la sua combinazione unica di tecniche culinarie moderne e ingredienti brasiliani tradizionali, tra cui vari tipi di insetti come i grilli. In un contesto in cui l'uso di insetti in cucina era considerato tabù, Atala ha sfidato le convenzioni incorporando piatti a base di insetti nel suo menu. Con il suo tocco magistrale, ha reso i grilli, e altri insetti, non solo accettabili, ma anche desiderabili nella raffinata scena culinaria del Brasile. Attraverso i suoi sforzi, Atala ha dimostrato che gli insetti, tra cui i grilli, possono essere ingredienti gastronomici pregiati, oltre a essere una fonte di proteine sostenibile e rispettosa dell'ambiente. Il suo lavoro ha avuto un impatto significativo nella promozione dell'accettazione di alimenti a base di insetti nella cultura culinaria brasiliana e oltre. Oggi, Alex Atala è riconosciuto per la sua abilità nel creare piatti straordinari e per il suo impegno nel promuovere una cucina sostenibile. Continua a utilizzare il suo ristorante come palcoscenico per presentare ai suoi clienti nuove e innovative fonti di proteine, come la farina di grilli.

Entomo Farms: è un'azienda familiare fondata dai tre fratelli Goldin: Jarrod, Darren e Ryan, nel 2014 in Canada. L'idea è nata dalla convinzione comune che gli insetti rappresentassero il futuro dell'alimentazione, grazie alla loro efficienza nella produzione di proteine e al minor impatto ambientale rispetto ad altre fonti proteiche tradizionali. Da piccola start-up, Entomo Farms è diventata una delle aziende leader nel settore degli alimenti a base di insetti in Nord America. Specializzata nella produzione di prodotti a base di grilli, l'azienda produce una gamma di prodotti alimentari, tra cui snack, barrette proteiche e, più notabilmente, farina di grilli. Questi prodotti sono venduti non solo nel mercato domestico canadese, ma anche negli Stati Uniti e in altri mercati internazionali. Fin dall'inizio, Entomo Farms si è concentrata sulla sostenibilità e l'innovazione. L'azienda utilizza tecniche di allevamento di grilli rispettose dell'ambiente e ha investito in ricerca e sviluppo per migliorare la qualità dei suoi prodotti e l'efficienza della produzione. Il risultato è una linea di prodotti alimentari che combinano nutrizione, sostenibilità e sapore. Entomo Farms ha anche giocato un ruolo chiave nell'educare i consumatori sugli alimenti a base di insetti. Attraverso campagne di sensibilizzazione e collaborazioni con chef e nutrizionisti, l'azienda sta contribuendo a superare le barriere culturali e psicologiche che impediscono a molte persone di considerare gli insetti come fonte di cibo. Oggi, Entomo Farms continua a guidare l'industria degli alimenti a base di insetti, innovando continuamente i suoi prodotti e lavorando per rendere la farina di grilli una scelta comune e accettata per i consumatori di tutto il mondo.

- **Chirps Chips:**è un'azienda pionieristica nel campo degli alimenti a base di insetti, fondata da tre donne imprenditrici: Laura D'Asaro, Rose Wang e Meryl Natow. L'idea è nata durante i loro studi ad Harvard, quando Laura e Rose hanno scoperto l'idea di utilizzare gli insetti come fonte di proteine sostenibile e nutriente. Nel 2013, le tre donne hanno fondato Chirps Chips con l'obiettivo di creare snack salutari e sostenibili utilizzando la farina di grilli. Il loro prodotto principale è una linea di chips a base di farina di grilli, offerte in diverse varianti di gusto. Chirps Chips ha ottenuto una notorietà significativa nel 2017 quando le cofondatrici hanno partecipato alla popolare serie televisiva americana "Shark Tank". Durante la puntata, Laura e Rose hanno presentato la loro idea ai "squali" (un gruppo di investitori) e sono riuscite a convincere Mark Cuban, uno degli investitori più noti, a investire nella loro azienda. Questo ha dato un impulso significativo alla visibilità dell'azienda e ha aiutato a portare i prodotti di Chirps Chips a un pubblico più ampio. Oggi, Chirps Chips continua a crescere e a innovare. Le tre imprenditrici continuano a sviluppare nuovi prodotti e lavorano attivamente per educare il pubblico sui benefici nutrizionali e ambientali degli insetti come fonte di cibo. Il loro obiettivo è trasformare il modo in cui pensiamo al cibo, rendendo la farina di grilli una scelta comune e accettata per i consumatori di tutto il mondo.

- **Exo Protein**: è un'innovativa azienda alimentare fondata da Greg Sewitz e Gabi Lewis nel 2014. Durante i loro studi universitari, Gabi, un appassionato di fitness, cercava un modo per creare un integratore proteico più sano e sostenibile. Nel frattempo, Greg aveva partecipato a una conferenza sulla scienza degli insetti commestibili, acquisendo una nuova consapevolezza del potenziale degli insetti come fonte di proteine sostenibile. Insieme, Gabi e Greg hanno avuto l'idea di utilizzare la farina di grilli come base per le barrette proteiche, dando vita a Exo Protein. Per sviluppare il loro prodotto, hanno collaborato con un rinomato chef, Kyle Connaughton, che ha contribuito a creare una barretta proteica a base di farina di grilli che fosse gustosa e nutriente. Le barrette Exo sono state accolte con grande entusiasmo per il loro sapore, il loro valore nutrizionale e il loro basso impatto ambientale. L'azienda ha ricevuto un sostanziale finanziamento da investitori e ha guadagnato una grande attenzione mediatica. Exo Protein continua ad ampliare la sua gamma di prodotti, rimanendo fedele alla sua missione di rendere le proteine degli insetti una scelta di cibo comune e sostenibile. Il loro obiettivo è sfidare le norme dietetiche convenzionali e contribuire a creare un futuro alimentare più sostenibile ed equo.

- **Cricket One**: è un'impresa innovativa con sede in Vietnam, fondata da Bicky Nguyen e Nam Dang nel

2017. La loro missione? Trasformare la produzione di proteine a base di insetti in un'industria alimentare sostenibile ed efficiente. L'idea è nata quando Bicky e Nam, dopo aver lavorato in vari settori, si sono resi conto del crescente problema dell'insicurezza alimentare a livello globale e della necessità di trovare fonti di proteine alternative più sostenibili. Così, hanno deciso di fondare Cricket One, con l'obiettivo di fare della farina di grilli un prodotto di massa. L'approccio di Cricket One è unico nel suo genere: l'azienda utilizza un modello di business sostenibile, efficiente dal punto di vista delle risorse, e attento alle comunità locali. I grilli vengono allevati su rifiuti di tapioca in piccole fattorie controllate dall'azienda, in un sistema che utilizza l'80% in meno di acqua e il 60% in meno di alimenti rispetto all'allevamento tradizionale di bestiame. Ma l'innovazione non si ferma all'allevamento: l'azienda utilizza anche una tecnologia brevettata per la lavorazione dei grilli, assicurando un prodotto di alta qualità che rispetta gli standard alimentari internazionali. Cricket One ha ottenuto un riconoscimento internazionale per il suo approccio innovativo e sostenibile all'industria delle proteine a base di insetti, diventando un leader nel mercato globale della farina di grilli.

Ynsect: è un'innovativa impresa francese fondata nel 2011 da quattro scienziati visionari: Antoine Hubert, Alexis Angot, Jean-Gabriel Levon e Fabrice Berro. La loro ambizione? Rivoluzionare il settore alimentare e agricolo utilizzando la tecnologia per sfruttare il potenziale nutritivo degli insetti. Ynsect è particolarmente noto per la produzione di farina di grilli e di altri prodotti derivati da insetti, come il Tenebrio molitor, un tipo di verme della farina. Questi insetti sono allevati in condizioni controllate e alimentati con sottoprodotti organici riciclati, contribuendo a un ciclo di produzione altamente sostenibile. Una delle caratteristiche distintive di Ynsect è l'uso innovativo dell'intelligenza artificiale e dell'automazione nel suo processo di produzione. L'azienda utilizza la robotica e l'IA per monitorare e controllare le condizioni di allevamento degli insetti, massimizzando così l'efficienza produttiva e minimizzando l'impatto ambientale. Questo approccio ha permesso a Ynsect di diventare leader mondiale nel settore dell'alimentazione a base di insetti. Oltre alla produzione di alimenti per animali, Ynsect ha ampliato il suo raggio d'azione sviluppando prodotti destinati all'alimentazione umana e alla produzione di bioplastiche, posizionandosi come un pioniere nell'economia circolare. Nel 2020, Ynsect ha raccolto oltre 372 milioni di dollari in finanziamenti, sottolineando la crescente importanza degli insetti nell'industria alimentare e agricola.

Bitty Foods: è una compagnia alimentare innovativa con sede a San Francisco, fondata nel 2014 da Megan Miller, una pioniera nel campo della cucina a base di insetti. L'obiettivo di Megan era di creare cibi deliziosi e nutrienti utilizzando farina di grilli, e di contribuire a rendere la dieta occidentale più sostenibile e salutare. Bitty Foods ha iniziato la sua avventura producendo una varietà di biscotti a base di farina di grilli. Questi biscotti, disponibili in diversi gusti come cioccolato e cocco, sono non solo ricchi di proteine ma anche senza glutine, offrendo un'opzione gustosa e salutare ai consumatori. Oltre ai biscotti, Bitty Foods ha ampliato la sua gamma di prodotti a base di farina di grilli includendo anche mix per dolci. Questi mix consentono ai consumatori di preparare in casa propria dolci ad alto contenuto proteico e senza glutine, spingendo l'innovazione nel campo della panificazione domestica. Bitty Foods si impegna a promuovere l'uso di insetti come fonte di cibo sostenibile. L'azienda utilizza grilli allevati in modo etico e sostenibile, e lavora attivamente per educare il pubblico sui benefici nutrizionali e ambientali dei cibi a base di insetti. Bitty Foods ha guadagnato il riconoscimento nel settore alimentare per la sua creatività e il suo impegno verso la sostenibilità, diventando un esempio di come la farina di grilli possa essere integrata con successo nella cucina occidentale.

- **C-fu FOODS**: C-fu FOODS è un'innovativa azienda alimentare con sede in Canada, fondata da Lee Cadesky e Eli Cadesky nel 2014. L'obiettivo principale dei fratelli Cadesky era di sviluppare un'alternativa sostenibile e nutriente alle fonti di proteine tradizionali, e si sono rivolti agli insetti come una soluzione promettente. Il nome dell'azienda, C-fu, è un gioco di parole che si riferisce sia al tofu, uno degli alimenti più noti a base di proteine vegetali, sia alle iniziali dei fondatori. Il termine "fu" in cinese significa "proteina", quindi C-fu può essere tradotto come "proteina dei Cadesky". C-fu FOODS si è specializzata nella produzione di una varietà di proteine a base di insetti, tra cui la farina di grilli. Questa farina viene utilizzata in una serie di prodotti alimentari, dall'alta cucina ai prodotti di consumo di massa. L'azienda ha sviluppato una tecnologia proprietaria per rendere il processo di trasformazione degli insetti in farina più efficiente e sostenibile. Cadesky e il suo team si sono impegnati a garantire che i loro prodotti siano non solo nutrizionalmente superiori, ma anche deliziosi. Hanno lavorato con chef e nutrizionisti per sviluppare ricette che sfruttano la versatilità e il sapore unico della farina di grilli. C-fu FOODS ha acquisito notorietà per il suo lavoro innovativo nel settore delle proteine a base di insetti, e ha continuato a spingere i confini di ciò che è possibile fare con la farina di grilli. L'azienda rappresenta un esempio brillante di come la produzione di insetti può contribuire a creare un futuro alimentare più sostenibile.

15
RICETTARIO

Questo capitolo punta ad esplorare la fusione di sapori e la nutrizione - il mondo della farina di grilli. Questo ricettario vi guiderà attraverso un'esperienza culinaria unica, che mette in luce il potenziale della farina di grilli come ingrediente sostenibile e nutriente.

Nel mentre vi accingerete a leggere queste ricette, scoprirete come la farina di grilli possa essere usata in una varietà di piatti, sia dolci che salate. Vi mostreremo che la farina di grilli non è solo un'opzione sostenibile per l'ambiente, ma offre anche un apporto nutrizionale significativo e un gusto unico ai piatti.

Non si tratta solo di reinventare la cucina, ma anche di incoraggiare una scelta alimentare più sostenibile e consapevole. Attraverso le ricette in questo libro, speriamo che vi sentiate ispirati a provare qualcosa di nuovo e a considerare la farina di grilli come un'aggiunta valida al vostro repertorio culinario.

Che siate cuochi esperti o principianti, ci auguriamo che troverete le ricette in questo libro sia accessibili che gustose. Buona lettura e buona cucina!

In questo capitolo andremo ad esplorare 35 ricette che hanno
alla base la farina di grilli, ricette valide in ogni momento del
giorno e in qualsiasi situazione, che partono dagli antipasti fino
ad arrivare ai prodotti da forno, spaziando tra primi, secondi,
dolci, contorni e piatti veloci, vi auguriamo una buona lettura
con l'obiettivo sempre che queste ricette vi ispirino e
entusiasmino.

ANTIPASTI

1. **Frittelle di Mais e Grilli**

2. **Crackers al Rosmarino e Grillo**

3. **Bruschette di Grillo**

4. **Humus di Ceci e Grillo**

5. **Polpettine di Quinoa e Grillo**

FRITTELLE DI MAIS E GRILLI

Le frittelle di mais e grilli sono un antipasto originale e gustoso che combina la dolcezza del mais con il sapore unico della farina di grilli. Questa ricetta offre un modo interessante e creativo di introduzione alla cucina con insetti. Il risultato è una frittella croccante all'esterno e morbida all'interno, piena di nutrienti e proteine fornite dalla farina di grilli. Il mais dona una dolcezza naturale che equilibra perfettamente il gusto terroso della farina di grilli.

Che siate nuovi alla cucina con insetti o esperti culinari alla ricerca di nuove idee, le frittelle di mais e grilli sono un modo eccellente per esplorare le potenzialità gastronomiche della farina di grilli. Perfette come antipasto o snack, le frittelle sono facili da preparare e possono essere personalizzate con una varietà di condimenti e salse.

Tempo di preparazione: 15 minuti

Tempo di cottura: 20 minuti

Porzioni: 12 frittelle

Ingredienti:

- 1 tazza di farina di mais

- 1/2 tazza di farina di grilli

- 2 cucchiaini di lievito in polvere

- 1/2 cucchiaino di sale

- 1 uovo grande

- 1 tazza di latte

- 3 cucchiai di olio vegetale

- 2 cucchiai di miele o zucchero (opzionale)

- Olio extra per friggere

Procedura:

1. Come prima cosa in una ciotola media, mescola la farina di mais, la farina di grilli, il lievito in polvere e il sale.

2. In un'altra ciotola, sbatti l'uovo, poi aggiungi il latte, l'olio vegetale e il miele o lo zucchero se si preferisce un sapore leggermente dolce.

3. Unisci gli ingredienti preparati all'interno delle due ciotole e mescola fino a che il composto non risulta omogeneo.

4. A questo punto riscalda un po' d'olio in una padella antiaderente a fuoco medio. Quando l'olio è caldo, usa un cucchiaio per versare l'impasto nella padella, formando delle piccole frittelle.

5. Cuoci le frittelle per 2-3 minuti per lato, o fino a quando non diventano dorate.

6. Rimuovi le frittelle dalla padella e posale su un piatto foderato di carta da cucina per assorbire l'olio in eccesso.

7. Ripeti il processo fino a quando tutto l'impasto è esaurito.

Servi le frittelle calde come antipasto o snack. Sono deliziose da sole, o puoi accompagnarle con salsa di yogurt o qualsiasi altra salsa di tua preferenza. Buon appetito!

Consigli:

- Mescolare con moderazione: Evita di mescolare troppo l'impasto per prevenire frittelle gommose.

- Olio a giusta misura: Non usare troppo olio per evitare frittelle unte.

- Temperatura dell'olio: Regola il calore per evitare che le frittelle brucino all'esterno e rimangano crude all'interno.

- Spazio nella padella: Non sovraffollare la padella per garantire una cottura uniforme.

- Carta assorbente: Non dimenticare di asciugare le frittelle su carta assorbente dopo la frittura per rimuovere l'olio in eccesso.

Conservazione:

- Frigorifero: Se hai delle frittelle avanzate, puoi conservarle in frigorifero in un contenitore ermetico per 3-4 giorni. Prima di mangiarle, scalda in forno o in padella per riportarle alla giusta temperatura.

- Congelatore: Le frittelle si congelano benissimo. Dopo che si sono raffreddate, mettile su un vassoio, assicurandoti che non si tocchino, e mettile nel congelatore. Una volta congelate, potrai trasferirle in un sacchetto per alimenti da congelatore. Conservale fino a 2-3 mesi. Per riscaldarle, non è necessario scongelarle; puoi metterle direttamente in forno a una temperatura moderata fino a quando non sono ben calde.

- Riscaldamento: Quando sei pronto per mangiarle, scaldale in forno o in padella a fuoco medio fino a quando non sono ben calde. Evita il forno a microonde, che può renderle gommose.

Ricorda, questi sono solo suggerimenti e le frittelle di mais e grilli sono sempre migliori quando servite fresche.

CRACKERS AL ROSMARINO E GRILLO

I cracker al rosmarino e grillo sono una delizia croccante che porta il piacere dei cracker tradizionali ad un altro livello. Fatti con farina di grillo, questi cracker rappresentano un modo divertente e innovativo per integrare proteine di insetto nella nostra dieta quotidiana. Il rosmarino aggiunge un tocco di freschezza e sapore, rendendo questi cracker un fantastico spuntino da gustare da soli o da abbinare a formaggi, hummus o altre salse. Sia che tu sia un consumatore di insetti da lungo tempo o stia solo iniziando il tuo viaggio culinario, questi cracker saranno un successo nella tua cucina. Avvicinati alla sostenibilità senza sacrificare il gusto con questi cracker al rosmarino e grillo!

Tempo di preparazione: 20 minuti

Tempo di cottura: 15-20 minuti

Porzioni: Circa 30 cracker

Ingredienti:

- 1 tazza di farina di grano integrale

- 1 tazza di farina di grillo

- 1 cucchiaio di rosmarino fresco tritato

- 1 cucchiaino di sale

- 1 cucchiaino di zucchero

- 4 cucchiai di olio d'oliva extra vergine

- 1/2 tazza di acqua

Procedimento:

1. Preriscalda il forno a 180°C e prepara una teglia da forno rivestendola con carta da forno.

2. In una ciotola capiente, mescola insieme la farina di grano integrale, la farina di grillo, il rosmarino tritato, il sale e lo zucchero.

3. Aggiungi l'olio d'oliva e mescola bene fino a quando il composto ha la consistenza della sabbia.

4. Aggiungi l'acqua poco alla volta, mescolando fino a formare un impasto omogeneo. Se l'impasto è troppo secco, aggiungi un po' più d'acqua; se è troppo bagnato, aggiungi un po' più di farina.

5. Trasferisci l'impasto su un piano di lavoro leggermente infarinato e stendilo fino a uno spessore di circa 3-4 mm.

6. Taglia l'impasto in rettangoli o quadrati e trasferiscili sulla teglia preparata.

7. Cuoci in forno per 15-20 minuti, o fino a quando i cracker sono dorati e croccanti.

8. Lascia raffreddare completamente prima di servire. I cracker si conservano bene in un contenitore ermetico per un paio di settimane.

Consigli:

- Impasto: assicurati che l'impasto non sia troppo bagnato o troppo secco, per una consistenza ottimale.

- Spessore: Stendi l'impasto in modo uniforme per garantire una cottura uniforme dei cracker.

- Cottura: Tieni d'occhio i cracker mentre cuociono, poiché possono bruciare facilmente. Una volta dorati, sono pronti!

- Conservazione: Conserva i cracker in un contenitore ermetico per mantenerli freschi e croccanti.

Conservazione:

- Ermeticità: Per conservare al meglio i cracker, utilizza un contenitore ermetico. Questo manterrà l'umidità fuori e i cracker rimarranno croccanti più a lungo.

- Posizionamento: Evita di conservare i cracker in luoghi troppo caldi o umidi. Un luogo fresco e asciutto è l'ideale.

- Tempo: Se ben conservati, i cracker possono durare fino a due settimane.

- Riciclo: Se i cracker diventano un po' molli, riscaldali brevemente in forno per riportarli alla loro croccantezza originale.

- Conservazione in freezer: Per una conservazione a lungo termine, puoi congelare i cracker. Riscalda i cracker direttamente dal freezer in forno per riportarli alla loro freschezza originale.

BRUSCHETTE DI GRILLO

La bruschetta è un classico antipasto italiano che si presta a una miriade di varianti. La nostra versione delle Bruschette di Grillo combina il sapore familiare di aglio, pomodoro e basilico con un tocco di sostenibilità grazie all'aggiunta della farina di grilli. Questa ricetta è un modo eccellente per iniziare a sperimentare con la farina di grilli in cucina, introducendo un elemento di sorpresa in un piatto altrimenti tradizionale. L'aggiunta di farina di grilli nel pane fornisce un aumento di proteine e un lieve sapore di noci che si sposa perfettamente con il classico condimento italiano.

Tempo di preparazione: 10 minuti

Tempo di cottura: 5 minuti (per tostare le fette di pane)

Porzioni: 6 persone

Ingredienti:

- Farina di grano: 300 grammi

- Farina di grillo: 200 grammi

- Acqua: 250 ml

- Sale: 2 cucchiaini

- Olio d'oliva extra vergine: 3 cucchiai

- Lievito secco: 1 bustina

- Pomodori ciliegino: 200 grammi

- Aglio: 2 spicchi

- Basilico fresco: un mazzetto

- Sale e pepe q.b.

Preparazione:

1. In una ciotola grande, mescola le farine di grano e grillo. Aggiungi il sale e il lievito secco. Mescola bene.

2. Aggiungi lentamente l'acqua, mescolando con un cucchiaio fino a quando la pasta inizia a venire insieme. Ora, usa le mani per impastare fino a quando non hai una palla di pasta liscia ed elastica. Aggiungi l'olio d'oliva e impasta di nuovo fino a quando l'olio è completamente incorporato.

3. Copri la ciotola con un panno umido e lascia lievitare per almeno un'ora o fino a quando la pasta ha raddoppiato di volume.

4. Riscalda il forno a 200 gradi Celsius. Suddividi l'impasto in pezzi della dimensione di un pugno e stendili in forma di rettangolo su una teglia rivestita di carta da forno. Cuoci per 20 minuti o fino a quando i pani sono dorati.

5. Mentre il pane cuoce, prepara il condimento. Taglia i pomodori a metà, trita l'aglio e spezzetta il basilico. Mescola tutto in una ciotola con un po' di olio d'oliva, sale e pepe.

6. Una volta che i pani sono cotti e raffreddati abbastanza da gestire, tagliali a fette diagonali, unge ogni fetta con un po' d'olio d'oliva e tosta in forno o in tostapane.

7. Distribuisci il condimento di pomodoro sulle fette tostate. Servi immediatamente.

Consigli:

- Assicurati che l'impasto sia ben lievitato prima di cuocerlo: ciò contribuirà a creare una texture leggera e croccante.

- Utilizza pomodori freschi e maturi per il condimento: offriranno un gusto più dolce e intenso.

- Tosta le fette di pane prima di aggiungere il condimento: questo manterrà il pane croccante e impedirà che si ammorbidisca.

- Servi immediatamente: le bruschette sono migliori quando servite fresche.

Conservazione:

- Conserva le bruschette non condite in un contenitore ermetico a temperatura ambiente. Dureranno per circa 2-3 giorni.

- Il condimento può essere conservato separatamente in frigorifero per 2-3 giorni.

- Evita di condire le bruschette in anticipo per evitare che il pane si ammorbidisca.

- Non congelare le bruschette, la consistenza del pane e del condimento ne risentirà.

HUMUS DI CECI E GRILLO

L'humus di ceci e grillo è una rivisitazione di un classico del Medio Oriente. Il gusto ricco e cremoso del ceci si mescola perfettamente con la croccantezza sottile della farina di grillo, dando vita ad un piatto unico nel suo genere. Ideale per un aperitivo o uno snack leggero, questa ricetta mette in evidenza la versatilità della farina di grillo e la sua capacità di arricchire i piatti tradizionali. Ecco la ricetta dettagliata dell'humus di ceci e grillo.

Tempo di preparazione: 10 minuti (più il tempo per ammollare e cuocere i ceci se non si usano ceci in scatola)

Tempo di cottura: nessuno se si usano ceci in scatola, altrimenti il tempo di cottura dei ceci.

Porzioni: 6 persone

Ingredienti:

- 400 grammi di ceci cotti

- 3 cucchiai di farina di grilli

- 2 spicchi d'aglio

- Succo di 1 limone

- 3 cucchiai di tahini (pasta di semi di sesamo)

- 1/2 cucchiaino di cumino

- Sale q.b.

- Pepe q.b.

- Olio extravergine d'oliva q.b.

- Paprika dolce per guarnire

Procedimento:

1. Scolate i ceci ma conservate un po' dell'acqua di cottura. Tenete da parte alcuni ceci per la decorazione finale.

2. Mettete i ceci, l'aglio, il succo di limone, il tahini, il cumino, il sale, il pepe e la farina di grillo in un mixer o un frullatore ad immersione.

3. Frullate fino ad ottenere un composto cremoso. Se l'humus risulta troppo denso, aggiungete un po' dell'acqua di cottura dei ceci fino a raggiungere la consistenza desiderata.

4. Versate l'humus in una ciotola e guarnite con i ceci tenuti da

parte, un giro di olio d'oliva, un pizzico di paprika dolce e, se desiderate, un po' di farina di grillo extra.

5. Servite l'humus di ceci e grillo con pane pita caldo o verdure crude a piacere.

Ecco fatto! Godetevi questa deliziosa e nutriente variante dell'humus, arricchita dal gusto unico e dal valore nutritivo della farina di grillo. Buon appetito!

Consigli:

- Cottura dei ceci: Puoi usare i ceci in scatola per risparmiare tempo, ma se preferisci i ceci secchi, ricorda di ammollarli in acqua fredda per almeno 8 ore prima di cuocerli.

- Consistenza dell'humus: Regola la consistenza dell'humus aggiungendo l'acqua di cottura dei ceci poco alla volta durante la fase di frullatura.

- Uso del tahini: Non saltare il tahini, conferisce all'humus quella sua caratteristica cremosità e un sapore leggermente tostato.

- Farina di grillo: Aggiungi la farina di grillo gradualmente durante la frullatura per assicurarti che si amalgami bene con gli altri ingredienti.

Conservazione:

- Ricoprire con olio: Dopo aver messo l'humus in un contenitore, ricopri la superficie con un sottile strato di olio d'oliva. Questo aiuta a prevenire l'ossidazione e mantiene l'humus fresco per più tempo.

- Conservazione in frigorifero: Conserva l'humus in un contenitore ermetico in frigorifero. Dovrebbe mantenersi fresco per circa 4-5 giorni.

- Congelamento: Puoi anche congelare l'humus se desideri conservarlo per un periodo più lungo. Basta metterlo in un contenitore adatto per il congelamento, lasciando un po' di spazio in cima perché l'humus si espanderà quando si congela. Puoi conservarlo nel congelatore per un massimo di 4 mesi. Prima di consumarlo, lascialo scongelare in frigorifero.

POLPETTINE DI QUINOA E GRILLO

Le polpettine di quinoa e grillo sono un'innovazione culinaria gustosa e nutriente, perfette per chi è alla ricerca di un antipasto salutare o un piatto unico leggero. Queste polpettine uniscono la farina di grillo, ricca di proteine, con la quinoa, cereale altamente nutritivo, creando un pasto equilibrato e saporito. Con l'aggiunta di verdure fresche e spezie, le polpettine di quinoa e grillo sono un trionfo di sapori che faranno dimenticare la presenza di un ingrediente così insolito come la farina di grillo. Se sei pronto ad avventurarti in nuovi territori culinari, o semplicemente cerchi una ricetta alternativa e salutare, queste polpettine potrebbero essere la scelta giusta per te.

Tempo di preparazione: 20 minuti

Tempo di cottura: 30 minuti

Porzioni: 4 persone

Ingredienti:

- 1 tazza di quinoa

- 2 tazze di acqua

- 1/2 tazza di farina di grilli

- 2 uova

- 2 spicchi d'aglio tritati

- 1 cipolla piccola tritata

- Sale e pepe q.b.

- 2 cucchiai di olio d'oliva

- Salsa di soia per servire (facoltativo)

Procedimento:

1. Sciacquare la quinoa sotto l'acqua fredda per rimuovere qualsiasi amaro. Mettere la quinoa e l'acqua in una pentola e portare a ebollizione. Ridurre il calore e lasciare sobbollire fino a quando l'acqua non è completamente assorbita e la quinoa è cotta, circa 15 minuti.

2. Mentre la quinoa sta cuocendo, riscaldare 1 cucchiaio di olio d'oliva in una padella a fuoco medio. Aggiungere la cipolla e l'aglio tritati e cuocere fino a quando non saranno morbidi, circa 5 minuti.

3. In una ciotola capiente, combinare la quinoa cotta, la cipolla e l'aglio, la farina di grilli e le uova. Mescolare fino a ottenere

un composto uniforme. Condire con sale e pepe a piacere.

4. Formare delle piccole polpette con l'impasto e disporle su un piatto.

5. Riscaldare il restante olio d'oliva in una padella a fuoco medio-alto. Aggiungere le polpette e cuocere fino a quando non saranno dorate su tutti i lati, circa 10 minuti.

6. Servire le polpette di quinoa e grillo con la salsa di soia a parte, se desiderato.

Consigli:

- Assicurati di risciacquare bene la quinoa per eliminare il sapore amaro.

- Mescola bene tutti gli ingredienti per assicurarti che la farina di grilli sia ben distribuita.

- Non sovraffollare la padella quando cuoci le polpette per evitare che si attacchino tra loro.

- Servi caldo per un sapore ottimale.

Conservazione:

- Conserva le polpette di quinoa e grillo in un contenitore ermetico in frigorifero per fino a 3-4 giorni.

- Puoi anche congelarle. Disponile su un vassoio coperto di carta da forno, congelale e poi trasferiscile in un contenitore per alimenti congelati. Si conservano per circa un mese.

Riscalda prima di servire.

- Evita di lasciarle a temperatura ambiente per più di due ore per mantenere la freschezza e prevenire la crescita di batteri.

122

PRIMI

1. Fettuccine di farina di grilli

2. Polenta di grilli

3. Gnocchi di farina di grilli

4. Tagliatelle di farina di grilli

5. Ravioli di grilli

FETTUCCINE DI FARINA DI GRILLI

Le fettuccine di farina di grilli sono una rielaborazione innovativa e sostenibile di un classico della cucina italiana. Questa ricetta unisce la tradizione della pasta fatta in casa con l'uso della farina di grilli, ricca di proteine e amica dell'ambiente. Le fettuccine di farina di grilli offrono un'esperienza culinaria unica, con una consistenza piacevole e un sapore delicato e leggermente tostato. Questo piatto è un modo eccellente per esplorare nuovi sapori e includere nella tua dieta fonti alternative di proteine.

Tempo di preparazione: 60 minuti

Tempo di cottura: 3-5 minuti

Porzioni: 4 persone

Ingredienti:

- 200 grammi di farina di grano duro

- 100 grammi di farina di grilli

- 4 uova grandi

- Sale q.b.

- Acqua q.b.

Procedimento:

1. In una ciotola capiente, mischia la farina di grano duro e la farina di grilli.

2. Fai una conca al centro della farina e rompi le uova dentro. Aggiungi un pizzico di sale.

3. Con una forchetta, inizia a incorporare le uova con la farina, partendo dal centro e allargandoti gradualmente.

4. Quando l'impasto inizia a prendere forma, passa a impastare con le mani. Aggiungi acqua a poco a poco se l'impasto sembra troppo secco, o altra farina se è troppo umido.

5. Impasta per circa 10 minuti, o fino a quando l'impasto non risulta liscio ed elastico.

6. Copri l'impasto con un canovaccio e lascia riposare per almeno 30 minuti.

7. Una volta riposato, stendi l'impasto con un matterello o una macchina per la pasta fino ad ottenere una sfoglia sottile.

8. Arrotola la sfoglia e tagliala in strisce larghe circa 1 cm per creare le fettuccine.

9. Cuoci le fettuccine in acqua bollente salata per 3-5 minuti, o fino a quando non salgono a galla.

10. Scola le fettuccine e condiscile con il sugo o il condimento che preferisci.

Consigli:

• Consistenza dell'impasto: Se l'impasto risulta troppo umido, aggiungi un po' più di farina di grillo. Se è troppo secco, aggiungi un po' più di acqua o uovo. L'impasto deve essere elastico e non appiccicoso.

• Lavorazione della pasta: Lavorare la pasta adeguatamente è fondamentale per sviluppare il glutine, che dà alla pasta la sua struttura. Impasta l'impasto per almeno 10 minuti.

• Riposo dell'impasto: Lasciare riposare l'impasto è un passaggio importante che permette al glutine di rilassarsi, rendendo poi più facile stendere la pasta.

• Stesura dell'impasto: Assicurati di stendere l'impasto in modo uniforme per ottenere fettuccine dello stesso spessore. Questo aiuterà a garantire una cottura uniforme.

• Cottura della pasta: La pasta fresca cuoce molto velocemente. Assicurati di controllare la pasta dopo 3 minuti per verificare se è pronta. Idealmente, dovresti cercare di ottenere una consistenza al dente.

Conservazione:

- Conservazione in frigo: Se non pianifichi di utilizzare immediatamente le fettuccine di farina di grillo, puoi conservarle in frigo. Metti la pasta in un contenitore ermetico o avvolgila in pellicola trasparente e conservala in frigo per 1-2 giorni.

- Congelamento: Puoi anche congelare le fettuccine. Dovresti separare le porzioni, adagiarle su un vassoio ricoperto di carta da forno e metterle nel congelatore. Una volta che le fettuccine sono completamente congelate, possono essere trasferite in sacchetti per congelamento e conservate per un paio di mesi. Quando sei pronto per cucinarle, non è necessario scongelarle prima, basta metterle direttamente in acqua bollente.

- Essiccazione: Un altro metodo è essiccare le fettuccine. Possono essere stese su un asciugamano pulito o su una griglia per asciugare completamente. Una volta asciutte, possono essere conservate in un contenitore ermetico in un luogo fresco e asciutto per diverse settimane. Tieni presente, tuttavia, che le fettuccine essiccate richiederanno più tempo per cucinare rispetto a quelle fresche o congelate.

POLENTA DI FARINA DI GRILLI

La polenta di farina di grillo è un piatto unico e innovativo che unisce la tradizione della polenta italiana con la sostenibilità e il profilo nutrizionale della farina di grillo. La farina di grillo conferisce alla polenta un sapore terroso e una consistenza interessante, e il risultato finale è un piatto altamente nutriente, ricco di proteine e sostenibile. Perfetto da servire come contorno o come base per stufati e ragù, questo piatto dimostra che la farina di grillo può essere usata in modi sorprendenti e deliziosi.

Tempo di preparazione: 5 minuti

Tempo di cottura: 20 minuti

Porzioni: 4 persone

Note: La farina di grillo dà alla polenta un sapore unico e una consistenza leggermente diversa rispetto alla polenta tradizionale.

Ingredienti:

- 1 tazza di farina di grillo

- 4 tazze di acqua

- 2 cucchiaini di sale

- 1 cucchiaio di burro

- Formaggio grattugiato a piacere (opzionale)

Procedimento:

- Porta l'acqua a bollore in una pentola capiente.

- Aggiungi il sale all'acqua.

- Una volta che l'acqua è arrivata a bollore, aggiungi la farina di grillo poco alla volta, mescolando costantemente per evitare la formazione di grumi.

- Riduci il calore a medio-basso e continua a cuocere, mescolando di tanto in tanto, per circa 15-20 minuti. La polenta è pronta quando si stacca facilmente dai lati della pentola.

- Togli la pentola dal fuoco e aggiungi il burro, mescolando fino a quando non si è completamente sciolto e incorporato.

- Se desideri, puoi aggiungere del formaggio grattugiato e mescolare fino a quando non si è fuso.

- La polenta di farina di grillo è ora pronta per essere servita. Puoi gustarla così com'è, oppure utilizzarla come base per altri piatti.

Consigli:

- Mescola bene: Assicurati di mescolare costantemente la polenta mentre la stai cucinando per prevenire la formazione di grumi.

- Cottura: La polenta richiede una cottura lenta e prolungata per far assorbire bene l'acqua e ottenere la consistenza cremosa desiderata.

- Assaggiare: Non dimenticare di assaggiare la polenta durante la cottura per verificare la cottura e l'eventuale necessità di aggiungere sale.

- Aggiungi sapore: La farina di grillo ha un sapore piuttosto neutro, quindi sentiti libero di arricchire la tua polenta con spezie, erbe aromatiche o formaggio grattugiato per renderla ancora più gustosa.

Conservazione:

La polenta di farina di grilli, come tutte le polente, può essere conservata nel frigorifero per 2-3 giorni. Ecco alcuni consigli:

- Raffreddare: Lascia raffreddare completamente la polenta prima di riporla in frigorifero.

- Contenitore: Usa un contenitore ermetico per conservare la polenta. Questo impedirà all'umidità di entrare e prolungherà la durata di conservazione.

- Riscaldare: Quando sei pronto per mangiare la polenta, potresti scoprire che si è indurita nel frigorifero. Basta riscaldarla a fuoco medio, aggiungendo un po' di liquido (acqua, brodo, latte) e mescolando costantemente fino a quando non diventa di nuovo cremosa.

- Riciclo: Se hai preparato troppa polenta, puoi anche versarla in uno stampo e lasciarla raffreddare. Una volta raffreddata e indurita, può essere tagliata in fette e grigliata o fritta per un gustoso contorno o antipasto.

Abbinamenti:

La polenta di farina di grilli è un piatto versatile che può essere abbinato a una varietà di ingredienti e piatti. Ecco alcune idee di abbinamenti:

- Carni: La polenta si abbina bene con vari tipi di carni, specialmente quelle stufate o brasate, come lo stufato di manzo o il ragù di salsiccia. Il sapore ricco della carne contrasta piacevolmente con la consistenza morbida e cremosa della polenta.

- Verdure: Le verdure grigliate o arrostite, come i peperoni, le zucchine o i funghi, possono essere servite sopra la polenta per un piatto ricco e nutriente.

- Formaggi: Il formaggio è un ottimo abbinamento con la polenta. Potresti provare con un formaggio forte come il gorgonzola o un formaggio più delicato come la mozzarella.

- Pesce: Alcuni tipi di pesce, come il merluzzo o la trota, possono essere serviti con la polenta. Il sapore delicato del pesce si abbina bene con il gusto unico della polenta di farina di grilli.

- Funghi: Un sugo di funghi porcini o champignon può essere un abbinamento perfetto per la polenta, conferendo al piatto un sapore ricco e terroso.

- Spezie ed erbe aromatiche: Puoi personalizzare la tua polenta con l'aggiunta di spezie ed erbe aromatiche come il rosmarino, il timo, il pepe nero o la paprika.

GNOCCHI DI FARINA DI GRILLI

Gli gnocchi di farina di grillo sono un piatto ricco di proteine, una rivisitazione innovativa del classico piatto italiano. Questa ricetta porta con sé tutto il comfort e la familiarità degli gnocchi tradizionali, ma con un tocco di sostenibilità e nutrizione in più grazie all'aggiunta della farina di grillo. Un piatto perfetto per coloro che cercano un modo per integrare gli insetti commestibili nella loro dieta quotidiana in un formato familiare e gustoso.

Tempo di preparazione: 1 ora e 30 minuti

Tempo di cottura: 2-3 minuti

Porzioni: 4 persone

Ingredienti:

- 500g di patate

- 100g di farina di grano tenero

- 100g di farina di grilli

- 1 uovo grande

- Sale q.b.

Preparazione:

- Cuoci le patate con la buccia in acqua bollente fino a quando non sono tenere. Una volta cotte, lasciale raffreddare leggermente, quindi pelale e schiacciale con uno schiaccia patate.

- Mescola le due farine in una ciotola. Aggiungi le patate schiacciate, l'uovo e un pizzico di sale. Mescola gli ingredienti fino a ottenere un impasto omogeneo. Se necessario, aggiungi un po' di farina di grano tenero per ottenere la consistenza giusta.

- Prendi un pezzo di impasto e stendilo su una superficie leggermente infarinata formando un lungo filo di circa 2 cm di diametro. Taglia il filo in pezzi di circa 2 cm per formare gli gnocchi.

- Cuoci gli gnocchi in abbondante acqua salata fino a quando non salgono in superficie (ci vorranno circa 2-3 minuti). Scola gli gnocchi con una schiumarola e servi con il sugo di tuo gradimento.

Consigli:

- Mantieni la patata umida: Non lasciare che le patate asciughino troppo dopo la cottura. Una volta cotte, lavorale mentre sono ancora calde per mantenere l'umidità e garantire gnocchi morbidi e soffici.

- Non aggiungere troppa farina: Aggiungere troppa farina può rendere gli gnocchi troppo densi. Aggiungi la farina gradualmente fino a raggiungere la consistenza desiderata.

- Cottura: Gli gnocchi sono pronti quando galleggiano in superficie. Non cuocerli troppo o potrebbero diventare gommosi.

- Scegli la salsa giusta: Gli gnocchi di farina di grillo hanno un sapore unico, quindi scegli una salsa che li valorizzi. Una salsa leggera all'aglio o al pomodoro può essere un'ottima scelta.

Conservazione:

Gli gnocchi di farina di grilli si conservano molto bene. Una volta formati, possono essere conservati in frigorifero per un massimo di 2 giorni. Assicurati di coprirli bene per evitare che si asciughino.

Per una conservazione più lunga, puoi congelare gli gnocchi. Disponili su una teglia foderata di carta da forno in modo che non si tocchino e congelali. Una volta congelati, puoi trasferirli in un sacchetto per alimenti adatto al congelamento. Congelati in questo modo, gli gnocchi possono durare fino a 2 mesi. Quando sei pronto per cucinarli, non scongelarli, ma basta metterli direttamente nell'acqua bollente.

Abbinamenti:

Gli gnocchi di farina di grilli sono molto versatili e si abbinano bene con una varietà di salse e condimenti. Ecco alcuni abbinamenti che potrebbero piacerti:

- Salsa di pomodoro e basilico: La classicità della salsa di pomodoro si sposa alla perfezione con la ricchezza degli gnocchi di grilli. Il basilico fresco aggiunge un tocco di vivacità.

- Burro e salvia: Questo è un altro classico abbinamento italiano. Il burro dorato e le foglie di salvia fritte aggiungono un sapore ricco e terroso che va bene con la leggera dolcezza della farina di grilli.

- Pesto di rucola: Il sapore pepato della rucola si bilancia bene con la dolcezza della farina di grilli. Puoi fare il pesto con rucola, aglio, noci, parmigiano e olio d'oliva.

- Funghi e panna: Una crema di funghi sarebbe un ottimo contrasto con la dolcezza degli gnocchi. Puoi usare una varietà di funghi per dare più profondità al sapore.

- Salsa di gorgonzola: Il sapore intenso e cremoso del gorgonzola si sposa benissimo con la dolcezza e la leggera croccantezza degli gnocchi di grilli.

TAGLIATELLE DI FARINA DI GRILLI

Immagina di poter gustare un piatto classico della tradizione italiana come le tagliatelle, ma con un tocco rivoluzionario e sostenibile. Le tagliatelle di grillo non solo offrono una nuova dimensione di sapore, ma rappresentano anche un passo verso un futuro alimentare più sostenibile e consapevole. Grazie alla farina di grillo, queste tagliatelle offrono un alto contenuto di proteine e un gusto unico, perfetto per chi desidera sperimentare e scoprire nuovi sapori, senza rinunciare alla familiarità dei piatti della tradizione. Ti invito a scoprire con me questa gustosa ricetta.

Tempo di preparazione: 1 ora e 30 minuti

Tempo di cottura: 2-3 minuti

Porzioni: 4-6 persone

Ingredienti:

- 200 grammi di farina di grano duro

- 100 grammi di farina di grillo

- 4 uova grandi

- 1 cucchiaino di sale

- Un po' d'acqua, se necessario

Note: La farina di grillo fornisce un sapore unico e una dose extra di proteine, rendendo queste tagliatelle un piatto gustoso e nutriente. Assicurati di avere una superficie di lavoro pulita e ampia per impastare e stendere la pasta. Ricorda che la quantità di acqua necessaria potrebbe variare a seconda delle dimensioni delle uova e del tipo di farina che utilizzi.

Preparazione:

1. Mescolare la farina di grano duro e la farina di grilli in una ciotola grande. Creare un pozzo al centro e aggiungere le uova e il sale.

2. Utilizzare una forchetta per iniziare a mescolare le uova, incorporando gradualmente la farina dal bordo del pozzo. Continuare fino a quando non si può più mescolare con la forchetta.

3. Utilizzare le mani per iniziare a impastare l'impasto nella ciotola. Se l'impasto è troppo secco, aggiungere un po' d'acqua.

4. Trasferire l'impasto su una superficie di lavoro leggermente

infarinata e impastare per circa 10 minuti, fino a quando l'impasto è liscio ed elastico.

5. Coprire l'impasto con un panno umido e lasciarlo riposare per almeno 30 minuti.

6. Dopo il riposo, tagliare l'impasto in quarti. Lavorare con un pezzo alla volta, lasciando il resto coperto.

7. Stendere l'impasto il più sottile possibile, utilizzando un mattarello o una macchina per la pasta.

8. Tagliare l'impasto steso in strisce lunghe e sottili, circa la larghezza delle tagliatelle. Puoi farlo a mano o con la macchina per la pasta.

9. Disporre le tagliatelle su un asciugamano pulito e lasciarle asciugare per almeno 30 minuti prima di cuocerle.

10. Per cucinare, basta gettare le tagliatelle in acqua bollente salata e cuocere per 2-3 minuti, o fino a quando non sono al dente.

Consigli:

- Consistenza dell'impasto: L'impasto per le tagliatelle non deve essere né troppo umido né troppo secco. Se l'impasto è troppo umido, sarà difficile lavorarlo e le tagliatelle potrebbero attaccarsi tra loro. Se è troppo secco, le tagliatelle potrebbero sfaldarsi.

- Stendere l'impasto: Quando stendete l'impasto, assicuratevi che sia abbastanza sottile. Le tagliatelle si gonfiano quando vengono cotte, quindi se l'impasto è troppo spesso, le tagliatelle saranno troppo spesse una volta cotte.

- Taglio delle tagliatelle: Per ottenere tagliatelle di dimensioni uniformi, cercate di tagliare l'impasto in strisce della stessa larghezza. Questo assicurerà una cottura uniforme.

- Asciugatura: Lasciate asciugare le tagliatelle prima di cuocerle. Questo aiuta a prevenire che si attacchino durante la cottura.

- Cottura: Non cuocere troppo le tagliatelle. Dovrebbero essere al dente, il che significa che devono essere ancora un po' dure al morso. Seguire i tempi di cottura suggeriti nella ricetta, ma assaggiare le tagliatelle per assicurarsi che siano cotte a dovere.

Conservazione:

- Pasta Fresca: Se avete preparato delle tagliatelle fresche e non intendete cucinarle subito, è possibile conservarle in frigorifero per un paio di giorni. Avvolgetele in un panno umido o in un sacchetto di plastica per evitare che si asciughino.

- Pasta Secca: Se avete fatto asciugare completamente le vostre tagliatelle, potete conservarle a temperatura ambiente in un contenitore ermetico. Si conservano per diverse settimane.

- Pasta Cotta: Le tagliatelle cotte possono essere conservate in frigorifero per 2-3 giorni. Assicuratevi di conservarle in un contenitore ermetico per prevenire l'assorbimento di odori dal frigorifero.

- Congelamento: Sia le tagliatelle fresche che quelle cotte

possono essere congelate. Per le tagliatelle fresche, congelatele su un vassoio prima di trasferirle in un sacchetto per congelatore, per evitare che si attacchino tra loro. Le tagliatelle cotte possono essere congelate direttamente in un contenitore adatto per il congelamento. Entrambe dovrebbero essere consumate entro 2-3 mesi.

Abbinamenti:

Le tagliatelle di farina di grilli possono essere servite con una varietà di sughi e condimenti, in base al gusto personale. Ecco alcuni abbinamenti che potrebbero essere interessanti:

- Salsa di Pomodoro e Basilico: Un classico intramontabile. La dolcezza del pomodoro e il profumo del basilico si uniscono per creare un piatto semplice ma delizioso.

- Pesto alla Genovese: L'abbinamento di basilico, aglio, pinoli, parmigiano, olio d'oliva e sale marino crea un pesto fresco e saporito.

- Salsa di Funghi: Funghi champignon o porcini saltati in padella con aglio e olio d'oliva, un po' di panna, sale e pepe. Un piatto autunnale ricco e confortante.

- Sugo di Carne: Un ragù lento e robusto sarebbe perfetto per accompagnare la consistenza delle tagliatelle di grillo.

- Salsa al Limone e Prezzemolo: Questa salsa leggera e rinfrescante contrasta piacevolmente con il sapore terroso della farina di grilli.

RAVIOLI DI FARINA DI GRILLI

I ravioli di farina di grilli sono un esperimento culinario che fonde la tradizione italiana con l'innovazione alimentare. Questo piatto unisce la consuetudine dei ravioli fatti in casa, ripieni di ricotta o di una carne scelta, con la freschezza di una pasta realizzata con la farina di grilli. La farina di grilli conferisce un sapore unico e una consistenza piacevolmente croccante alla pasta dei ravioli, rendendo questo piatto non solo nutriente ed ecologico, ma anche delizioso e intrigante. I ravioli di farina di grilli sono un'opportunità per sperimentare in cucina e per offrire ai tuoi ospiti un'esperienza culinaria davvero unica.

Tempo di preparazione: 1 ora

Tempo di cottura: 5-7 minuti

Porzioni: 4 persone

Ingredienti:

Per la pasta dei ravioli:

- 200 grammi di farina di grilli

- 300 grammi di farina 00

- 4 uova grandi

- Sale q.b.

<u>Per il ripieno:</u>

- 200 grammi di ricotta fresca

- 50 grammi di parmigiano grattugiato

- 1 uovo

- Sale e pepe q.b.

<u>Per il condimento (burro e salvia):</u>

- 100 grammi di burro

- Salvia q.b.

- Sale e pepe q.b.

Preparazione:

- Inizia la preparazione dei ravioli mescolando le due farine sulla spianatoia. Fai un buco al centro e rompi le uova al suo interno. Aggiungi un pizzico di sale.

- Inizia a mescolare le uova con una forchetta, incorporando gradualmente la farina. Quando l'impasto diventa troppo denso per la forchetta, inizia a lavorarlo con le mani.

- Impasta fino a quando non avrai ottenuto un panetto liscio ed elastico. Avvolgi l'impasto nella pellicola trasparente e lascialo riposare per 30 minuti.

- Nel frattempo, prepara il ripieno mescolando la ricotta, l'uovo, il parmigiano, il sale e il pepe.

- Stendi la pasta con l'aiuto di una macchina per la pasta o un mattarello, cercando di ottenere una sfoglia sottile.

- Distribuisci il ripieno sulla sfoglia a piccole porzioni, a distanza l'una dall'altra. Copri con un altro strato di pasta e pressa intorno al ripieno per sigillare i ravioli.

- Usa una rotella tagliapasta o un coltello per tagliare i ravioli. Assicurati che i bordi siano ben sigillati.

- Cuoci i ravioli in acqua bollente salata per 5-7 minuti, o fino a quando non galleggiano in superficie.

- Nel frattempo, sciogli il burro in una padella grande, aggiungi la salvia e lascia insaporire.

- Scola i ravioli e trasferiscili nella padella con il burro e la salvia. Mescola delicatamente per farli condire.

- Servi i ravioli di farina di grilli caldi, aggiungendo altra salvia fresca e pepe nero macinato al momento se lo desideri.

Consigli:

- Consistenza dell'impasto: La farina di grilli ha una consistenza diversa rispetto alla farina tradizionale, quindi l'impasto potrebbe richiedere un po' più di umidità. Se l'impasto risulta troppo secco, aggiungi un po' d'acqua.

- Stesura della pasta: Stendi la pasta il più sottile possibile, in modo che i ravioli non risulteranno troppo pesanti. Ma fai attenzione a non strappare la pasta.

- Sigillatura dei ravioli: Assicurati che i ravioli siano ben sigillati per evitare che il ripieno esca durante la cottura. Puoi usare un po' d'acqua per aiutare a sigillare i bordi.

- Tempi di cottura: Controlla i ravioli spesso durante la cottura, perché la farina di grilli potrebbe alterare i tempi di cottura rispetto alla pasta tradizionale.

- Condimento: La farina di grilli ha un sapore unico, quindi scegli un condimento che lo complementi, senza sovrastarlo. Il burro e la salvia sono una buona opzione in quanto sono delicati e non sovrasteranno il sapore della farina di grilli.

Conservazione:

- Ravioli freschi: Se hai intenzione di mangiare i ravioli subito, possono essere conservati in frigorifero per un massimo di 2 giorni.

- Congelamento: Se non hai intenzione di mangiare subito i ravioli, puoi congelarli. Disponi i ravioli su un vassoio in un unico strato, mettili nel freezer e, una volta congelati, trasferiscili in un sacchetto per alimenti resistente al freezer. Questo metodo previene il fatto che si attacchino tra loro. Potranno essere conservati nel congelatore per un massimo di 3 mesi.

- Riscaldamento: Quando sei pronto per mangiare i ravioli, puoi cuocerli direttamente dal congelato - non è necessario scongelarli prima. Aggiungi semplicemente qualche minuto in più al tempo di cottura.

Ricorda sempre di controllare la qualità dei ravioli prima di consumarli. Se vedete segni di disidratazione o odore strano, è meglio scartarli.

Abbinamenti:

Per i ravioli di farina di grilli, ci sono diversi abbinamenti deliziosi che puoi provare, che si tratti di salse o contorni.

- Salsa al pomodoro: Una salsa al pomodoro fresca e leggera può far risaltare il sapore unico dei ravioli di farina di grilli.

- Salsa di burro e salvia: La salvia fritta nel burro non solo aggiunge croccantezza, ma conferisce anche un aroma unico che si sposa bene con i ravioli.

- Pesto: Una salsa al pesto può dare un tocco di freschezza e colore ai ravioli.

- Vino: Per quanto riguarda il vino, un bianco di medio corpo o un rosso leggero possono accompagnare bene questi ravioli. Prova un Chardonnay o un Pinot Noir.

- Contorno: Un contorno di verdure grigliate o al vapore può completare il piatto.

Ricorda, i migliori abbinamenti sono quelli che rispettano i tuoi gusti personali, quindi sentiti libero di sperimentare!

SECONDI

1. **Polpette di grillo**

2. **Burger di grillo**

3. **Frittata di grilli**

4. **Tacos di grillo**

5. **Cotolette di grillo**

POLPETTE DI GRILLO

Le polpette di grillo sono una ricetta unica e nutritiva che dimostra come gli insetti possono essere trasformati in piatti deliziosi e salutari. Queste polpette sono ricche di proteine, grazie alla farina di grillo, e offrono un modo ecologico e sostenibile di consumare carne. Con un'aggiunta di spezie e verdure, queste polpette di grillo si distinguono per il loro sapore terroso e il loro profilo nutrizionale superiore. Sono un modo perfetto per introdurre nel tuo menù la farina di grilli, un ingrediente innovativo e sostenibile.

Tempo di preparazione: 20 minuti

Tempo di cottura: 15 minuti

Porzioni: 4 persone

Ingredienti:

- 200 grammi di farina di grilli

- 2 uova

- 1 cipolla piccola, tritata finemente

- 2 spicchi d'aglio, tritati

- 2 cucchiai di prezzemolo fresco tritato

- 2 cucchiai di pangrattato (opzionale, per una consistenza più densa)

- Sale e pepe nero a piacere

- 2 cucchiai di olio d'oliva per la frittura

Procedimento:

1. In una ciotola, mescolate la farina di grilli, la cipolla tritata, l'aglio, il prezzemolo, il sale e il pepe.

2. Aggiungete le uova alla miscela di farina di grilli e mescolate bene fino a ottenere un impasto omogeneo. Se l'impasto sembra troppo umido, aggiungete il pangrattato fino a raggiungere la consistenza desiderata.

3. Formate delle piccole polpette con l'impasto e mettetele da parte.

4. In una padella, riscaldate l'olio d'oliva a fuoco medio. Aggiungete le polpette e fatele rosolare su tutti i lati, fino a quando non diventano dorate e croccanti. Questo dovrebbe

richiedere circa 10-15 minuti.

5. Una volta cotte, rimuovete le polpette dalla padella e mettetele su un piatto rivestito di carta assorbente per rimuovere l'olio in eccesso.

6. Servite le polpette di grillo calde, magari con una salsa a piacere o come parte di un piatto più grande.

Nota: Queste polpette possono essere personalizzate con l'aggiunta di altre spezie o erbe a piacere. Potete anche aggiungere verdure grattugiate come zucchine o carote per un'ulteriore hit nutrizionale.

Consigli:

- Utilizzo delle spezie: Sperimenta con diverse spezie o erbe per personalizzare il gusto delle tue polpette di grilli. Coriandolo, cumino, paprika e origano possono essere ottime aggiunte.

- Formazione delle polpette: Quando formi le polpette, cerca di renderle tutte della stessa dimensione. Ciò garantirà che si cuociano in modo uniforme.

- Friggere le polpette: Assicurati che l'olio nella padella sia ben caldo prima di aggiungere le polpette. Questo aiuterà a ottenere una crosta dorata e croccante.

- Controllo della cottura: Non affollare la padella quando friggi le polpette, altrimenti si abbasserà la temperatura dell'olio e le polpette potrebbero diventare oleose invece di croccanti. Meglio cucinare in lotti se necessario.

- Drenaggio: Dopo la frittura, assicurati di far drenare bene le polpette su carta da cucina per rimuovere l'olio in eccesso.

Conservazione:

- Raffreddamento: Prima di conservare le polpette di grillo, assicurati che si siano raffreddate completamente. Questo eviterà la formazione di condensa, che potrebbe renderle umide.

- Conservazione in frigorifero: Puoi conservare le polpette di grillo in un contenitore ermetico in frigorifero per 3-4 giorni.

- Congelamento: Se desideri conservarle per un periodo di tempo più lungo, puoi congelare le polpette. Disponile su un vassoio coperto con carta da forno, congelale per un paio d'ore fino a che non saranno ben dure, poi trasferiscile in un sacchetto per congelatore o in un contenitore ermetico. Possono essere conservate nel congelatore per 2-3 mesi.

- Riscaldamento: Per riscaldare le polpette, puoi scongelarle in frigorifero durante la notte e poi riscaldarle in forno a 180°C fino a quando non saranno ben calde. Se preferisci, puoi anche riscaldarle direttamente dal congelatore, ma potrebbe essere necessario un po' più di tempo.

BURGER DI GRILLO

I burger di grillo sono un'opzione innovativa e sostenibile per un secondo piatto ricco di proteine. Questi hamburger si basano su un mix di carne di manzo e farina di grillo, che non solo aggiunge un sapore unico e terroso, ma aumenta anche il contenuto proteico. Sia che tu stia cercando di ridurre il consumo di carne rossa, sia che tu stia semplicemente cercando di sperimentare con nuove fonti di proteine, questi burger di grillo offrono un modo gustoso e nutriente per farlo. Con l'aggiunta di aromi come cipolle, aglio, erbe aromatiche e spezie, questi burger sono sicuramente un'opzione audace e deliziosa per il tuo prossimo barbecue o cena in famiglia.

Tempo di preparazione: 30 minuti

Tempo di cottura: 10 minuti

Porzioni: 4 burger

Ingredienti:

- 500 grammi di carne macinata di manzo

- 100 grammi di farina di grilli

- 1 uovo

- 1 cipolla tritata finemente

- 2 spicchi d'aglio tritati

- Sale e pepe a piacere

- 1 cucchiaio di olio d'oliva

- Fette di pane per hamburger

- Condimenti a piacere (lattuga, pomodoro, formaggio, salse ecc.)

Procedimento:

1. In una ciotola capiente, mescola insieme la carne di manzo, la farina di grilli, l'uovo, la cipolla tritata e l'aglio. Aggiungi sale e pepe a piacere.

2. Impasta bene gli ingredienti fino a quando il composto risulta omogeneo.

3. Divide il composto in quattro porzioni uguali e forma dei dischi spessi, simili a un hamburger.

4. Riscalda l'olio in una padella a fuoco medio-alto. Quando l'olio è caldo, aggiungi i burger e cuocili per circa 5 minuti per lato, o fino a quando non sono cotti a tuo piacere.

5. Una volta cotti, lascia riposare i burger per alcuni minuti prima di servirli.

6. Nel frattempo, prepara i tuoi condimenti preferiti. Puoi tostare leggermente il pane per hamburger per aggiungere croccantezza.

7. Infine, assembla i tuoi burger aggiungendo i condimenti a piacere.

Consigli:

- Miscelazione: Assicurati di mescolare bene il composto di carne e farina di grillo. Se non viene mescolato adeguatamente, i burger potrebbero disfarsi durante la cottura.

- Dimensione: Forma i burger dello stesso spessore per assicurare una cottura uniforme.

- Riposo: Lascia riposare i burger dopo la cottura. Questo permette ai succhi di redistribuirsi all'interno del burger, rendendolo più succoso.

- Tostatura del pane: Tostare leggermente il pane per hamburger non solo aggiunge croccantezza, ma impedisce anche che il pane diventi troppo impregnato dai succhi del burger e dalle salse.

- Personalizzazione: Sentiti libero di sperimentare con vari condimenti e salse per personalizzare il tuo burger di grillo secondo i tuoi gusti.

Conservazione:

- Raffreddamento: Prima di conservare, assicurati che i burger siano completamente raffreddati.

- Refrigerazione: I burger cotti possono essere conservati in frigorifero per 3-4 giorni in un contenitore ermetico.

- Congelamento: Se hai intenzione di conservarli per un periodo di tempo più lungo, i burger di grillo cotti possono essere congelati. Avvolgili individualmente in pellicola trasparente e poi riponili in un sacchetto per freezer. Durano fino a 3 mesi nel congelatore.

- Scongelamento: Per consumare i burger congelati, trasferiscili dal congelatore al frigorifero la notte prima per un lento scongelamento. Poi, riscaldali in forno o in padella prima di mangiarli.

- Crudi: Se hai fatto più impasto di quanto ne avessi bisogno, puoi formare i burger e congelarli crudi, avvolti individualmente. Si conservano bene fino a un mese. Prima di cucinarli, lasciali scongelare completamente in frigorifero.

FRITTATA DI GRILLI

La frittata di grilli è un modo innovativo e sostenibile per introdurre la proteina di insetti nella tua dieta quotidiana. L'alto contenuto di proteine dei grilli si unisce perfettamente con la struttura di una frittata classica, creando un piatto che è sia nutriente che delizioso. Questa ricetta è semplice da preparare e può essere personalizzata con una varietà di erbe, formaggi e verdure a seconda delle tue preferenze. Che tu sia un avventuroso gourmet o stia semplicemente cercando un modo per fare la tua parte per l'ambiente, la frittata di grilli è un piatto che sorprenderà e delizierà.

Tempo di preparazione: 15 minuti

Tempo di cottura: 20 minuti

Porzioni: 4-6 porzioni

Ingredienti:

- 6 uova grandi

- 1 tazza di farina di grilli

- 2 cucchiai di olio d'oliva

- 1 cipolla piccola, tritata

- 2 spicchi d'aglio, tritati

- 1 peperone rosso, tagliato a dadini

- 1 tazza di spinaci freschi

- Sale e pepe a piacere

- 1/2 tazza di formaggio grattugiato (opzionale)

Procedimento:

- Preriscalda il forno a 180 gradi Celsius.

- In una padella capiente antiaderente, scalda l'olio d'oliva a fuoco medio. Aggiungi la cipolla e l'aglio e soffriggi fino a quando non diventano trasparenti.

- Aggiungi il peperone e cuoci fino a quando non è tenero. Aggiungi gli spinaci e cuoci fino a quando non si appassiscono.

- In una ciotola grande, sbatti le uova con la farina di grilli. Aggiungi sale e pepe a piacere.

- Versa la miscela di uova sulla verdura nella padella e mescola brevemente per combinare. Lascia cuocere per qualche minuto, o fino a quando le uova cominciano a rapprendersi sul bordo della padella.

- Se desideri, cospargi il formaggio grattugiato sopra la frittata.

- Trasferisci la padella nel forno preriscaldato e cuoci per 15-20 minuti, o fino a quando la frittata non è completamente rappresa e dorata in cima.

- Lascia raffreddare per qualche minuto prima di tagliare e servire.

Nota: Questa ricetta può essere personalizzata con una varietà di verdure e formaggi. La farina di grilli aggiunge un sapore unico e un boost di proteine.

Consigli:

- Riscalda bene la padella: Prima di versare il composto di uova, assicurati che la padella sia calda. Questo aiuta a prevenire il bruciamento e favorisce una cottura uniforme.

- Non mescolare troppo: Una volta versate le uova, lasciale cuocere senza mescolare troppo. Questo permette alla frittata di solidificarsi e di rimanere spessa e cremosa.

- Cottura al punto giusto: Non cuocere troppo la frittata. Quando le uova sono ancora leggermente liquide sulla parte superiore, è il momento di girare la frittata o, se preferisci, di terminare la cottura in forno.

- Condimenti: Aggiungi i grilli e qualsiasi altro condimento che preferisci quando le uova iniziano a rapprendersi, per assicurarti che siano ben distribuiti.

- Attenzione alla temperatura: I grilli tostati possono bruciarsi se la padella è troppo calda. Regola attentamente la temperatura durante la cottura.

Conservazione:

- Raffreddamento: Assicurati che la frittata si raffreddi completamente prima di metterla in frigorifero. Mettere cibi caldi in frigorifero può aumentare la temperatura interna e potenzialmente rovinare altri cibi.

- Contenitore ermetico: Utilizza un contenitore di plastica o di vetro con un coperchio ermetico per conservare la frittata. Questo aiuterà a prevenire l'assorbimento di odori da altri cibi nel frigorifero e a mantenere la frittata fresca.

- Tempi di conservazione: Una frittata di grilli ben conservata può durare in frigorifero per 3-4 giorni.

- Riscaldamento: Quando sei pronto per mangiare la frittata, puoi riscaldarla nel microonde o nel forno. Se usi il microonde, fai attenzione a non surriscaldarla, poiché ciò può renderla gommosa.

- Congelamento: Se desideri, puoi anche congelare la frittata. Assicurati solo che sia completamente raffreddata prima di metterla nel congelatore. Quando sei pronto per mangiarla, scongela in frigorifero e poi riscalda come di consueto.

TACOS DI GRILLI

I tacos di grilli sono un piatto interessante da provare. In questa ricetta, i grilli vengono utilizzati come ingrediente principale dei tacos, un piatto tipico della cucina messicana. La preparazione è simile a quella dei tacos tradizionali, ma con l'aggiunta dei grilli, che danno un tocco di originalità e un gusto diverso dal solito. Questa è una buona opzione se vuoi sperimentare qualcosa di nuovo in cucina.

Tempo di preparazione: 20 minuti

Tempo di cottura: 10 minuti

Porzioni: 4 persone

Ingredienti:

- 1 tazza di farina di grilli

- 1 tazza di farina integrale

- 1/2 cucchiaino di sale

- 1/2 cucchiaino di lievito in polvere

- 3/4 tazza di acqua calda

- 2 cucchiai di olio d'oliva

<u>Per il ripieno:</u>

- 1 tazza di fagioli neri, cotti

- 1 tazza di mais, cotto

- 1 tazza di pomodori a cubetti

- 1 tazza di lattuga tritata

- 1/2 tazza di formaggio grattugiato (a scelta)

- 1 avocado, tagliato a fette

- Salsa piccante (facoltativo)

Procedimento:

1. In una ciotola mescola la farina di grilli, la farina integrale, il sale e il lievito in polvere.

2. Aggiungi l'olio e l'acqua, e mescola fino a quando l'impasto inizia a prendere forma.

3. Sulla tua superficie di lavoro, impasta l'impasto fino a ottenere una consistenza morbida ed elastica. Lascia riposare per 15 minuti.

4. Dividi l'impasto in 8 palline di dimensioni uguali e stendi ciascuna pallina in un disco di 5-6 pollici di diametro.

5. Cuoci ogni tortilla in una padella antiaderente a fuoco medio per 1-2 minuti per lato o fino a quando non si gonfiano leggermente e appaiono delle macchie dorate.

6. Per preparare il ripieno, mescola insieme i fagioli neri, il mais, i pomodori, la lattuga, e il formaggio.

7. Distribuisci il ripieno equamente tra le tortillas, aggiungi le fette di avocado, e se lo desideri, aggiungi un po' di salsa piccante.

8. Piega le tortillas a metà e servile calde.

Consigli:

- Impasto: Assicurati che l'impasto delle tortillas sia liscio ed elastico, non troppo duro o troppo morbido. Questo assicurerà che le tortillas siano morbide e flessibili.

- Cottura delle tortillas: Controlla attentamente durante la cottura. Non dovrebbero bruciare ma ottenere una colorazione dorata.

- Ripieno: Puoi variare gli ingredienti del ripieno a seconda delle tue preferenze. Prova a includere altre verdure o proteine per variare il sapore.

- Servire: I tacos sono migliori quando serviti caldi, quindi cerca di preparare il ripieno mentre le tortillas si stanno raffreddando.

- Condimenti: Sperimenta con diverse salse e condimenti. Una salsa piccante, del guacamole, della crema acida o del coriandolo fresco possono aggiungere un ulteriore livello di sapore.

Conservazione:

- Tortillas: Puoi conservare le tortillas di farina di grilli in un sacchetto di plastica sigillato in frigorifero per 2-3 giorni. Per mantenerle fresche più a lungo, puoi anche congelarle.

- Ripieno: Il ripieno di carne si conserva bene in frigorifero per 3-4 giorni. Assicurati di conservarlo in un contenitore ermetico.

- Riscaldamento: Riscalda i tacos in forno o in padella prima di servirli. Se hai congelato le tortillas, lasciale scongelare completamente prima di riscaldarle.

- Conservazione separata: Per mantenere la freschezza, è meglio conservare le tortillas e il ripieno separatamente. Riempire i tacos solo al momento di servirli per prevenire che le tortillas diventino troppo umide.

COTOLETTE DI GRILLI

Le cotolette di solito sono un classico della cucina di molti paesi, ma in questa versione le rivisitiamo con un tocco ecologico e innovativo. Aggiungere la farina di grilli non solo arricchisce le cotolette con un profilo proteico superiore, ma dà anche un tocco di gusto terroso e unico. Queste cotolette con farina di grilli sono croccanti all'esterno, succose all'interno e piene di sapore. E la cosa migliore? Sono incredibilmente facili da preparare! Sono l'ideale per una cena in famiglia o un pasto settimanale. Provalo, e la farina di grilli potrebbe diventare il tuo nuovo ingrediente preferito in cucina.

Tempo di preparazione: 20 minuti

Tempo di cottura: 20 minuti

Porzioni: 4 persone

Ingredienti:

- 4 fette di carne (puoi usare vitello, maiale, pollo o tofu per un'opzione vegetariana)

- 100 gr di farina di grillo

- 2 uova

- 100 gr di pangrattato

- Sale e pepe a piacere

- Olio d'oliva per friggere

Procedimento:

1. Inizia preparando i tuoi "bagni" per le cotolette. Metti la farina di grillo in un piatto largo. Rompi le uova in un secondo piatto, aggiungi sale e pepe e batti leggermente. Metti il pangrattato in un terzo piatto.

2. Prendi una fetta di carne e immergila prima nella farina di grillo, facendo attenzione a coprire entrambi i lati. Scuoti via l'eccesso di farina.

3. Immergi poi la fetta di carne nelle uova, assicurandoti che sia ben coperta.

4. Infine, passa la fetta di carne nel pangrattato, coprendo bene entrambi i lati.

5. Ripeti questo processo per tutte le fette di carne.

6. Riscalda l'olio in una padella a fuoco medio. Una volta caldo,

aggiungi le cotolette. Friggile per circa 5-7 minuti per lato, o finché non diventano dorate.

7. Una volta cotti, rimuovi le cotolette dalla padella e lasciale scolare su un tovagliolo di carta per rimuovere l'eccesso di olio.

8. Servi le cotolette calde. Sono deliziose da sole, con una fetta di limone, o accompagnate da patate al forno o insalata.

Consigli:

- Preparazione dell'impanatura: Assicurati di coprire bene le cotolette con la farina di grillo prima di passarle nell'uovo e nel pangrattato. Questo aiuterà l'impanatura a aderire meglio.

- Friggitura: Non sovraccaricare la padella quando friggi le cotolette. Potrebbero non cuocere in modo uniforme e l'olio potrebbe raffreddarsi troppo.

- Scolatura: Una volta fritte, lascia le cotolette su carta da cucina per qualche minuto. Questo aiuta a eliminare l'eccesso di olio.

- Sapore: Non dimenticare di condire le uova con sale e pepe prima dell'impanatura. Questo aiuterà a dare più sapore alle cotolette.

- Scelta della carne: Puoi variare la carne a seconda dei gusti. Le cotolette possono essere fatte con pollo, vitello o maiale. Per un'opzione vegetariana, puoi usare il tofu.

- Cricket flour: Ricorda, la farina di grillo ha un sapore unico. Non esagerare con gli altri condimenti, lascia che il sapore distintivo della farina di grillo risalti.

Conservazione:

- Raffreddamento: Prima di conservare le cotolette, assicurati che si raffreddino completamente. Mettere alimenti caldi in frigorifero può portare a crescita batterica.

- Contenitore ermetico: Usa un contenitore ermetico per conservare le cotolette in frigorifero. Ciò manterrà le cotolette fresche e impedirà loro di assorbire odori indesiderati dal frigorifero.

- Durata: Le cotolette di farina di grillo generalmente si conservano bene in frigorifero per 3-4 giorni.

- Riscaldamento: Per gustarle al meglio, riscalda le cotolette in forno a 180°C per circa 10 minuti prima di servirle.

- Congelamento: Se vuoi conservarle per un periodo più lungo, puoi congelare le cotolette dopo averle fatte raffreddare. Scongelale in frigorifero prima di riscaldarle.

16
APPROFONDIMENTI

La farina di grilli sta rivoluzionando il panorama alimentare, con impatti significativi su diversi settori come la nutrizione, l'economia, l'ambiente e la salute.

Di seguito riportati al fine di approfondire la questione della farina di grilli alcuni studi scientifici e statistici che spiegano i benefici che quest'ultima può apportare ad alcuni settori.

Cucina e Nutrizione

- La farina di grilli è ricca di proteine, con alcuni studi che indicano che può contenere fino al 65% di proteine [1].

- E' stata segnalata come una buona fonte di vitamine B2, B12 e B5 [1].

- In uno studio del 2016, si è scoperto che la farina di grilli ha un contenuto di ferro comparabile alla carne di manzo [2].

Economia e Industria

- Secondo un rapporto di Meticulous Research del 2020, il mercato globale degli alimenti a base di insetti dovrebbe raggiungere 1,53 miliardi di dollari entro il 2025 [3].

- Gli insetti come i grilli richiedono meno risorse rispetto al bestiame per produrre la stessa quantità di proteine, il che li rende una scelta economica [4].

Ambiente e Sostenibilità

- Secondo un rapporto delle Nazioni Unite del 2013, l'allevamento di insetti per l'alimentazione umana ha un impatto ambientale molto più basso rispetto all'allevamento di bestiame [5].

- I grilli, in particolare, richiedono molta meno acqua e terra rispetto al bestiame e producono meno gas serra [5].

Salute e Benessere

- La farina di grillo può essere un'ottima alternativa per le persone con intolleranze alimentari. Ad esempio, è senza glutine e lattosio [6].

- Un articolo del 2017 sulla rivista Journal of Agricultural and Food Chemistry suggerisce che la farina di grillo potrebbe avere benefici prebiotici, aiutando a promuovere la salute intestinale [7].

Riferimenti:

- Rumpold, B. A., & Schlüter, O. K. (2013). Nutritional composition and safety aspects of edible insects. Molecular nutrition & food research, 57(5), 802-823.

- Latunde-Dada, G. O., Yang, W., & Vera Aviles, M. (2016). In Vitro Iron Availability from Insects and Sirloin Beef. Journal of agricultural and food chemistry, 64(44), 8420-8424.

- Meticulous Research. (2020). Edible Insects Market: Global Opportunity Analysis and Industry Forecast (2020-2027).

- Van Huis, A., Van Itterbeeck, J., Klunder, H., Mertens, E., Halloran, A., Muir, G., & Vantomme, P. (2013). Edible insects: future prospects for food and feed security. Food and Agriculture Organization of the United Nations (FAO).

- Food and Agriculture Organization of the United Nations. (2013). Edible insects: Future prospects for food and feed security.

- Belluco, S., Losasso, C., Maggioletti, M., Alonzi, C. C., Paoletti, M. G., & Ricci, A. (2013). Edible insects in a food safety and nutritional perspective: a critical review. Comprehensive Reviews in Food Science and Food Safety, 12(3), 296-313.

- Stull, V. J., Finer, E., Bergmans, R. S., Febvre, H. P., Longhurst, C., Manter, D. K., ... & Weir, T. L. (2018). Impact of edible cricket consumption on gut microbiota in healthy adults, a double-blind, randomized crossover trial. Scientific reports, 8(1), 1-10.

17
GLOSSARIO

Questa sezione del libro elenca termini, concetti o parole specializzate che sono importanti per il contenuto o il contesto del lavoro, e fornisce definizioni o spiegazioni di questi termini.

In modo che chiunque lo legga sappia trarne le giuste informazioni.

1. **Allevamento di insetti:** Il processo di crescita e riproduzione di insetti in un ambiente controllato per il consumo umano o animale.

2. **Antropoentomofagia:** Il consumo di insetti da parte degli esseri umani.

3. **Bioconversione:** Il processo di trasformazione di materiali organici, come i rifiuti vegetali, in proteine e lipidi mediante insetti.

4. **Bioeconomia:** Economia basata sull'utilizzo di risorse biologiche rinnovabili provenienti da terra e mare, come gli insetti.

5. **Entomocultura:** L'arte e la scienza dell'allevamento di

insetti.

6. **Entomofagia**: Pratica di consumare insetti come fonte di nutrimento.

7. **Entomologia**: La scienza che studia gli insetti.

8. **Farina di grilli**: Un tipo di farina ricca di proteine ottenuta macinando grilli essiccati.

9. **Food tech**: L'applicazione della tecnologia al settore alimentare, inclusa l'innovazione nella produzione di farina di grilli.

10.**Insetti commestibili**: Insetti che sono sicuri per il consumo umano.

11.**Insetticoltura**: L'allevamento di insetti su scala industriale per l'alimentazione umana o animale.

12.**Innovazione alimentare**: L'applicazione di nuove tecniche e tecnologie per migliorare la produzione, la conservazione, la distribuzione e la sicurezza degli alimenti.

13.**Macroinsetti**: Insetti di grandi dimensioni, spesso allevati per l'alimentazione umana o animale.

14.**Omofagia**: Pratica di nutrirsi di membri della propria stessa specie. Nel contesto dell'allevamento di grilli, si riferisce alla tendenza di alcuni grilli di nutrirsi di grilli morti o deboli.

15.**Proteine complete**: Proteine che contengono tutti e nove gli amminoacidi essenziali che il corpo umano non può produrre da solo.

16.**Regolamenti alimentari**: Leggi e normative che governano la produzione, la vendita e la sicurezza degli alimenti.

17.**Rendiemento di conversione del cibo (FCR)**: Misura dell'efficienza con cui un organismo converte il cibo in massa.

18.**Rifiuti organici**: Rifiuti derivati da organismi viventi. Nella produzione di farina di grilli, questi possono essere utilizzati come fonte di nutrimento per i grilli.

19.**Sicurezza alimentare**: La disponibilità e l'accesso fisico ed economico a cibo sufficiente, sicuro e nutriente.

20.**Supply chain**: Rete di organizzazioni coinvolte nella produzione, trasformazione e distribuzione di un prodotto.

21.**Sostenibilità**: L'uso delle risorse in modo da soddisfare le esigenze del presente senza compromettere la capacità delle future generazioni di soddisfare le proprie esigenze.

22.**Zootecnia di precisione**: L'uso della tecnologia per migliorare l'efficienza e la sostenibilità dell'allevamento di animali, inclusi gli insetti.

175

La Rivoluzione dei Grilli

Ed eccoci giunti al termine di questo viaggio affascinante nel mondo della farina di grilli. Abbiamo esplorato le sue innumerevoli potenzialità, che vanno oltre l'immaginazione, dall'uso in cucina alla sua capacità di rivoluzionare l'economia e l'ambiente. Spero che tu, caro lettore, sia stato ispirato da ciò che hai appreso e che ti senta pronto ad abbracciare il futuro dell'alimentazione con apertura e curiosità. Ricorda che, come in ogni nuova avventura, il primo passo è il più difficile, ma anche il più eccitante.

INFORMAZIONI SUGLI AUTORI

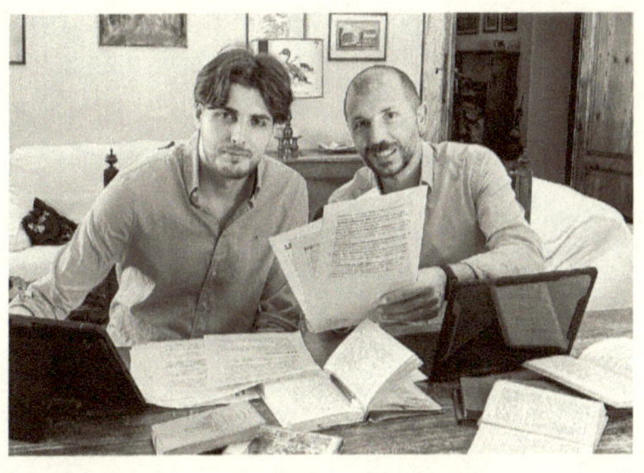

Lorenzo e Matteo si sono immersi nel vasto e sfidante universo della scrittura, dando vita alla loro visione unica e innovativa. Il loro primo libro, "Fin Troppo Facile", si è promosso per orientare lettori di tutte le età nel sempre più complesso panorama tecnologico, cercando di guidarli nella navigazione in modo sicuro e indipendente.

Oggi, con un piede ancora nel futuro, si avventurano in un nuovo e audace territorio con il loro ultimo libro, "La Rivoluzione dei Grilli". Questa opera porta alla luce un ingrediente rivoluzionario nella cucina - la farina di grilli. Attraverso la loro lente equilibrata e basata sui fatti, i lettori vengono guidati nell'esplorazione di questa eccezionale innovazione, scoprendone i benefici e i possibili svantaggi.